中国滑雪协会雪上医疗救援委员会推荐书目

雪上医疗救援

Medical Rescue on Snow

主　审　周　方　左　伟
主　编　白　鹏　关红卫　怀　伟
副主编　何　嘉　李　锐　杨钟玮

北京大学医学出版社

XUESHANG YILIAO JIUYUAN

图书在版编目（CIP）数据

雪上医疗救援 / 白鹏，关红卫，怀伟主编. -- 北京 ：北京大学医学出版社，2025. 7. -- ISBN 978-7-5659-3445-2

Ⅰ. R459.7

中国国家版本馆 CIP 数据核字第 202529PQ40 号

雪上医疗救援

主　　编： 白　鹏　关红卫　怀　伟
出版发行： 北京大学医学出版社
地　　址：（100191）北京市海淀区学院路38号　北京大学医学部院内
电　　话： 发行部 010-82802230；图书邮购 010-82802495
网　　址： http://www.pumpress.com.cn
E-mail： booksale@bjmu.edu.cn
印　　刷： 北京信彩瑞禾印刷厂
经　　销： 新华书店
责任编辑： 王　楠　　**责任校对：** 靳新强　　**责任印制：** 李　啸
开　　本： 710 mm × 1000 mm　1/16　　**印张：** 7.25　**字数：** 111 千字
版　　次： 2025 年 7 月第 1 版　2025 年 7 月第 1 次印刷
书　　号： ISBN 978-7-5659-3445-2
定　　价： 80.00元

主审简介

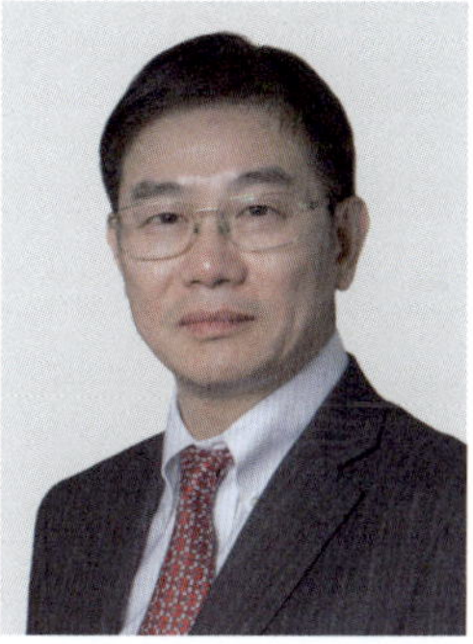

周方，医学博士，主任医师，二级教授，博士研究生及博士后导师。北京大学第三医院延庆医院原执行院长，北京大学第三医院创伤中心主任，北京大学第三医院创伤骨科主任。现任北京大学第三医院滑雪协会主席，中国医疗保健国际交流促进会骨创伤医学分会主任委员，中国老年学和老年医学学会老年骨科分会副主任委员，中华医学会创伤学分会常务委员，北京医学会创伤学分会副主任委员，国际内固定研究学会创伤骨科和脊柱外科国际讲师，国际内固定研究学会理事会理事及中国科学研究主管，国际内固定研究学会北京委员会主任委员，国际内固定研究学会技术顾问委员会委员，国际骨创伤基金会中国分会秘书长，国际脊髓学会中国脊髓损伤分会常务委员，国际矫形与创伤外科学会中国部常务委员。担任多家国内外学术期刊编委和常务编委。北京冬奥会和冬残奥会期间作为北京大学第三医院延庆医院执行院长全程指挥和参与延庆赛区医疗保障工作。参与筹建新疆冬季运动损伤及冷损伤救治中心。作为特邀专家参与第九届亚洲冬季运动会医疗保障工作。

曾获教育部科学技术进步奖一等奖，首届《中华骨科杂志》全国骨科中青年优秀论文二等奖，首届留学归国人员学术论坛优秀论文奖。主持科技部国家重点研发计划项目“冬奥会创伤急救体系及保障医院绿色通道的建立（系统和现场，定点医院和网络单位建设）”及国家科技重大专项、国家自然科学基金项目、北京市科学技术委员会重点项目、北京大学交叉学科基金项目等多项课题研究。在国内外期刊发表论文 200 余篇，主编、主译著作 8 部，参编、参译著作 20 余部，获授权专利 25 项。

主审简介

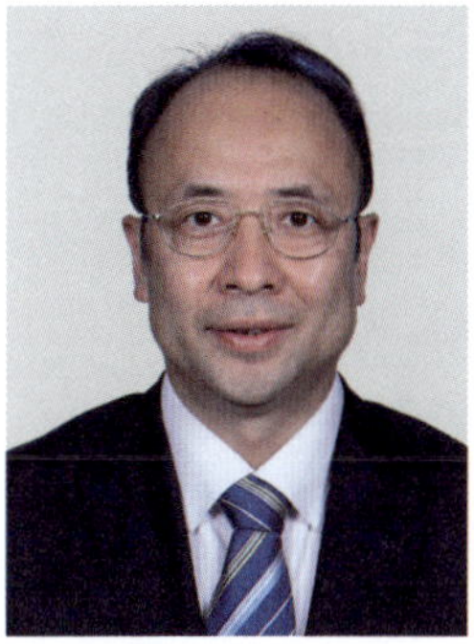

左伟，博士，首都体育学院（北京国际奥林匹克学院）副院长，美国伊萨卡大学高级访问学者。教育部全国校园冰雪运动专家委员会委员，北京市体育总会副会长，中国高等教育学会引进国外智力工作分会理事，北京市中小学奥林匹克教育办公室秘书处负责人。2022 年北京冬奥会和冬残奥会越野滑雪副竞赛长、北欧两项副竞赛长、北欧滑雪副竞赛长，第十四届全国冬季运动会北欧两项竞赛长。

曾获国家体育总局教学成果二等奖，北京市教学成果特等奖、一等奖，获评“北京 2022 年冬奥会、冬残奥会北京市先进个人”“北京市优秀教学团队成员”称号。主要研究方向为体育赛事管理、奥林匹克运动发展研究、国际体育组织人才培养、体育教育训练学（篮球专业）、冰雪产业与运动发展、运动员文化教育与职业发展辅导。主持并承担奥林匹克研究、体育政策研究、体育赛事管理、冰雪产业发展、运动员职业发展等多个省部级课题研究。撰写体育赛事管理、冰雪运动、奥林匹克教育相关研究论文 10 余篇，主编《中国奥运冠军录》，组织并参与编写《北京 2022 年冬奥会和冬残奥会官方报告》，组织编写《中国冰雪产业发展研究报告（2021）》，编译滑雪进阶教程《滑得更好：滑雪精进训练》等。

主编简介

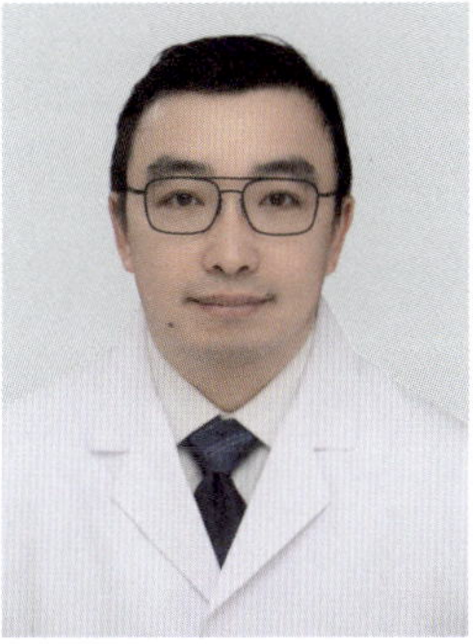

白鹏，北京大学第三医院麻醉科副主任医师，北京大学第三医院创伤中心成员。中国滑雪协会雪上医疗救援委员会主任委员，中华医学会麻醉学分会创伤与急诊麻醉学组委员，北京医学会麻醉学分会加速康复（enhanced recovery after surgery，ERAS）学组委员。加拿大滑雪指导员联盟（Canadian Ski Instructors' Alliance，CSIA）指导员（Ⅱ级），国家级滑雪社会体育指导员（五级）。2022 年北京冬奥会和冬残奥会滑雪医疗保障梦之队成员，“滑雪巡救员”国家新职业建设专家组成员。

作为雪上医疗专家，先后参与 2022 年北京冬奥会和冬残奥会、第十四届全国冬季运动会、第九届亚洲冬季运动会等多项冬季大型赛事的雪上医疗保障工作。获评“北京 2022 年冬奥会和冬残奥会服务保障突出贡献个人”“北京大学 2022 年北京冬奥会、冬残奥会医疗保障先进个人”“北京大学第三医院冬奥保障先进工作者”称号。2023 年，参加国际滑雪和单板滑雪联合会（International Ski and Snowboard Federation，FIS）会议并在医疗委员会闭门会议上受邀发言；2024 年，参加国际华人体育与健康学会年会并受邀发言。参与起草和制定“滑雪巡救员”国家职业标准和考核实施细则，参与省部级课题 3 项，在国内外期刊累计发表学术论文 10 余篇，获授权专利 8 项，参与编写专家共识 1 部，参与课程录制 1 门。

主编简介

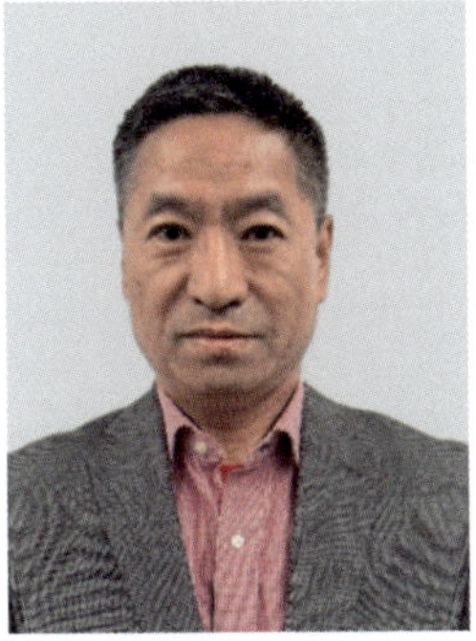

关红卫，博士，美国伊萨卡大学健康与体育学院终身教授。美国滑雪巡救组织（National Ski Patrol，NSP）高级巡救员，户外急救（outdoor emergency care）和户外紧急运输（outdoor emergency transportation）讲师。曾任国际华人体育与健康学会主席。2014 年南京青年奥林匹克运动会文化教育项目专家，第 31 届世界大学生夏季运动会医疗卫生保障专家。

主要研究领域为运动处方和健康促进、老年人健康与平衡、冬季运动与损伤防护、计算机及新科技在健康与体育中的应用等。2017 年，开创“冬季项目管理与损伤防护”国际合作项目，联合首都体育学院等高校培训多名冬季项目人才。曾获美国印第安纳大学 Mobley 杰出国际校友奖，美国健康与体育教育学会 R. Tai McKenzie 奖，美国伊萨卡大学杰出教授奖，国际华人体育与健康学会杰出贡献奖等。在中国、美国、加拿大、英国、澳大利亚和巴西等地高校以及国际会议上发表学术报告与专题讲座 140 余次。参与起草“滑雪巡救员”国家职业标准，参与编写《中国冰雪产业发展研究报告（2021）》，负责“冰雪运动产业发展的安全与防护”章节，在国内外期刊发表学术论文和会议报告50余篇。

主编简介

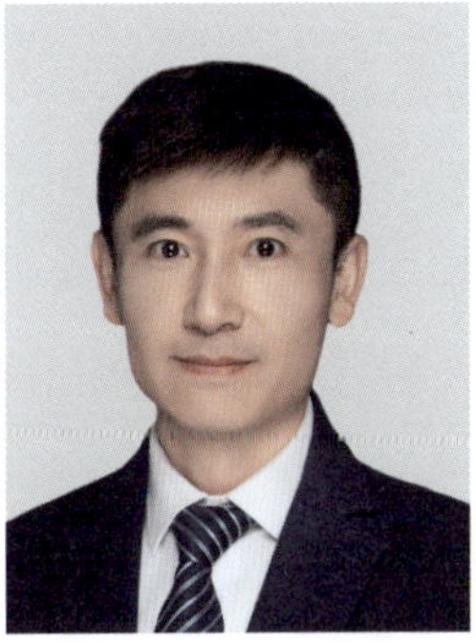

怀伟，副主任医师，北京大学第三医院急诊科创伤应急专业组组长，北京大学第三医院创伤中心成员，北京大学第三医院应急保障医疗队成员，中组部第四批“组团式”援藏医疗专家。中华医学会急诊医学分会心脑血管病学组委员，中国老年保健协会老年医学分会委员，中国滑雪协会雪上医疗救援委员会委员，北京市滑雪协会医疗委员会委员，《中国急救复苏与灾害医学杂志》编委。2008 年北京奥运会北京大学第三医院医疗保障小组成员，2013 年赴雅安抗震救灾国家应急医疗队成员，2022 年北京冬奥会和冬残奥会滑雪医疗保障梦之队成员。

主要研究领域为创伤危重患者综合救治及高级生命支持、心肺复苏后目标温度管理、血液净化治疗、冬季运动损伤与防护等。作为雪上救援医疗专家，先后参与 2022 年北京冬奥会和冬残奥会、第十四届全国冬季运动会、第九届亚洲冬季运动会、2025 年 FIS 单板滑雪障碍追逐世界杯北大湖站等多项国内外大型赛事的医疗保障工作。主持省部级科研基金项目 1 项，作为项目负责人参与科技部重大专项课题 2 项，在国内外期刊发表学术论文 10 篇，参编、参译著作 6 部，获国家实用新型专利 1 项。

编委名单

（按姓名汉语拼音排序）

白　洁　北京大学第三医院胸外科、创伤中心

白　鹏　北京大学第三医院麻醉科、创伤中心，北京冬奥会滑雪医生（延庆国家高山滑雪中心）

车　璐　北京协和医院麻醉科，北京冬奥会滑雪医生（延庆国家高山滑雪中心）

陈兆飞　北京积水潭医院骨科冲击波治疗中心，美国滑雪巡救组织高级巡救员、讲师

邓　侃　北京协和医院神经外科，北京冬奥会滑雪医生（延庆国家高山滑雪中心）

敦元莉　北京大学第三医院麻醉科，北京冬奥会滑雪医生（张家口云顶滑雪公园）

付　妍　中国中医科学院西苑医院重症医学科，北京冬奥会滑雪医生（延庆国家高山滑雪中心）

高　宇　北京国家高山滑雪有限公司高山救援队，北京冬奥会滑雪巡救员（延庆国家高山滑雪中心）

关红卫　美国伊萨卡大学健康与体育学院，美国滑雪巡救组织高级巡救员、讲师

何　嘉　北京协和医院神经外科，北京冬奥会滑雪医生（延庆国家高山滑雪中心）

怀　伟　北京大学第三医院急诊科、创伤中心，北京冬奥会滑雪医生（延庆国家高山滑雪中心）

姜学峰　北京市海淀区中医医院中医科，北京冬奥会滑雪医生（张家口云顶滑雪公园）

李　东　北京市昌平区中医医院感染科，北京冬奥会滑雪医生（延庆国家高山滑雪中心）

李　梅　河北医科大学第三医院急诊科，北京冬奥会滑雪医生（张家口云顶滑雪公园）

李其一　北京协和医院骨科，北京冬奥会滑雪医生（延庆国家高山滑雪中心）

李　锐　中日友好医院神经外科，北京冬奥会滑雪医生（延庆国家高山滑雪中心）

林　凡　中日友好医院心血管外科，北京冬奥会滑雪医生（延庆国家高山滑雪中心）

刘佳超　北京市昌平区医院骨科，北京冬奥会滑雪医生（延庆国家高山滑雪中心）

刘　宇　北京志泊口腔门诊部，北京冬奥会滑雪医生（张家口云顶滑雪公园）

卢江枫　河北医科大学第三医院骨科，北京冬奥会滑雪医生（张家口云顶滑雪公园）

马　俊　北京市昌平区医院骨科，北京冬奥会滑雪医生（延庆国家高山滑雪中心）

孟　璐　北京大学第三医院眼科，北京冬奥会滑雪医生（延庆国家高山滑雪中心）

秦　迪　河北医科大学第三医院骨科，北京冬奥会滑雪医生（张家口云顶滑雪公园）

秦　卓　北京博爱医院急诊科，北京冬奥会滑雪医生（张家口云顶滑雪公园）

任鸿翔　中日友好医院神经外科

荣绍远　　北京市昌平区医院骨科，北京冬奥会滑雪医生
（延庆国家高山滑雪中心）

王　宾　　北京市垂杨柳医院急诊科，北京冬奥会滑雪医生
（延庆国家高山滑雪中心）

王大捷　　北京市昌平区医院神经外科，北京冬奥会滑雪医生
（延庆国家高山滑雪中心）

王　琼　　北京积水潭医院麻醉科，北京冬奥会滑雪医生
（延庆国家高山滑雪中心）

温　楠　　北京新元齿科口腔诊所，北京冬奥会滑雪医生、张家口云顶滑雪公园赛区副医疗官

夏　天　　北京大学第三医院骨科

杨钟玮　　北京大学第三医院骨科、创伤中心，北京大学第三医院崇礼院区副院长，北京冬奥会定点医院指挥长

张　涛　　北京积水潭医院骨科，北京冬奥会滑雪医生
（延庆国家高山滑雪中心）

序　言

在以习近平同志为核心的党中央坚强领导下，2022 年北京冬奥会和冬残奥会取得圆满成功，有力推动了我国冰雪体育事业的快速进步与蓬勃发展。在“带动三亿人参与冰雪运动”目标引领下，越来越多的人开始体验并积极参与冰雪运动，这对雪上医疗救援工作提出了更高要求。以北京冬奥会和冬残奥会为契机，我国培养出了第一批滑雪医生和经过国际认证的滑雪巡救员。在冬奥赛场上，他们与来自全球的国际滑雪医生和巡救员通力合作、敬业奉献，圆满完成了医疗保障任务，赢得了国际同行的认可和尊重，成为我国第一批雪上医疗救援专业人才。

在北京冬奥会、冬残奥会总结表彰大会上，习近平总书记强调“实现冬奥遗产利用效益最大化”。为更好推动我国冰雪运动安全有序发展，为热爱雪上运动的广大群众和参加雪上赛事的运动员提供优质的医疗救援保障服务，在国家体育总局冬季运动管理中心的指导和支持下，中国滑雪协会成立雪上医疗救援委员会，并组织多家大型医疗中心、高山滑雪巡救队等单位的 30 余名雪上医疗专家和国际雪上救援专家，共同编写了这本雪上医疗救援领域专著。本书基于各位专家扎实的医学专业知识和丰富的雪上救援实践经验，详细介绍了雪上医疗救援的背景、救援团队的组织结构和救援处理的基本原则，并基于院前急救中的特殊性，针对不同组织器官损伤的判断、处理和雪上医疗救援的特殊问题进行了详细阐述，填补了国内相关领域的空白。

2024 年，人力资源和社会保障部正式将“滑雪巡救员”作为新职业纳入《中华人民共和国职业分类大典》，中国雪上救援工作迎来了新的发展机遇。希望本书可以成为雪上医疗救援领域的工作指导和重要参考，推动中国雪上救援事业的发展和进步。

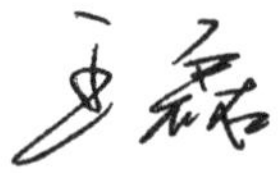

国家体育总局冬季运动管理中心主任、党委书记

Preface

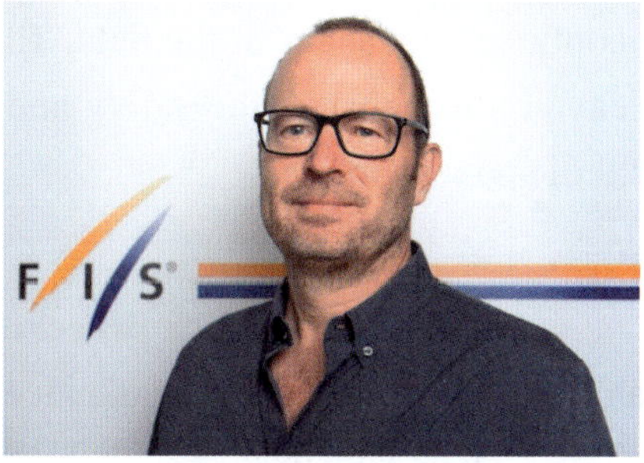

It is with great honour and pleasure that I write the foreword for this pioneering work, *Medical Rescue on Snow*. As someone deeply involved in the field of sports medicine and rescue operations, I understand the critical importance of having comprehensive, accessible, and practical resources to guide us in our efforts to ensure the safety and well-being of athletes and recreational participants in snow sports.

Snow sports have seen a tremendous rise in popularity, both globally and especially within China. With this increase comes the inevitable rise in associated risks and injuries. The evolution of medical rescue in these sports has been a remarkable journey, marked by significant advances in technology, training, and techniques. However, challenges remain, particularly in regions where such resources are scarce or not tailored to local conditions.

This book stands as a testament to the dedication and expertise of its authors, providing a detailed and practical guide that addresses these challenges head-on. It is the first of its kind in Chinese, offering invaluable insights into the specific needs of snow rescue operations. From risk assessment and injury management to detailed procedures for various types of injuries, this book covers all the essential aspects of snow rescue.

The collaborative effort behind this book is evident in the depth and breadth of its content. Each chapter, meticulously crafted by experts in the field, provides a wealth of knowledge that will undoubtedly enhance the skills and preparedness of all those involved in snow rescue. Whether you are a ski patrol member, a medical responder, or a coach, this book will serve as an indispensable resource.

On a personal note, I have witnessed firsthand the critical importance of timely and effective medical response in snow sports. The advances we see today are the result of countless hours of research, training, and real-world experience. Yet, there is always room for improvement and innovation. This book represents a significant step forward in our ongoing efforts to improve safety and medical outcomes in snow sports.

In closing, I extend my heartfelt congratulations to the authors for their remarkable work. I am confident that *Medical Rescue on Snow* will not only serve as a vital resource but will also inspire continued advances in the field. To the readers, I wish you the best in your endeavours to enhance the safety and care of all those who enjoy the beauty and thrill of snow sports.

Wouter Van den Broecke

Vice-Chairman of the FIS Medical Committee

FIS Medical Supervisor JWC Snowboard Yabuli 2015

International Medical Officer WOG Beijing 2022

FIS Medical Supervisor for the WC's Snowboard and Freestyle 2025

前 言

非常荣幸能够为《雪上医疗救援》这部开创性的著作撰写前言。作为一名深度参与运动医学和救援行动领域的从业者，我深知拥有全面、便捷且实用的资源对确保冰雪运动爱好者和运动员的安全与健康至关重要。

近年来，冰雪运动在全球范围内，特别是在中国，迎来了前所未有的热潮。随着这项运动受欢迎程度的提升，与之相关的风险和伤害也不可避免地有所增加。冰雪运动中医疗救援的发展历程堪称非凡，技术、培训和方法都取得了长足的进步。然而挑战依然存在，尤其是在资源匮乏或未根据当地条件进行调整的地区。

本书充分体现了编者们的奉献精神和专业素养，为读者提供了一份详细且实用的指导，以直面这些挑战。本书为雪上救援行动的特定需求提供了宝贵见解，填补了中国雪上医疗救援领域的空白。从风险评估、伤害管理，到处理各种伤害的详细流程，本书涵盖了雪上救援的所有关键方面。

本书从内容的深度与广度上也展现出编者们的协作努力。书中每一章都由该领域的专家精心撰写，为读者提供了丰富的知识，无疑将提升所有参与雪上救援人员的技能和准备水平。无论是滑雪巡救队员、医疗救援人员还是教练，本书都将成为不可或缺的资源。

就个人而言，我切身体会到冰雪运动中及时有效的医疗救援的重要性。我们今天所看到的进步是无数小时研究、培训和实战经验的结果，但仍有改进和创新的空间。本书标志着我们在不懈努力提高雪上运动的安全性和医疗效果方面迈出了重要一步。

最后，衷心祝贺各位编者出色完成了本书的编写工作。我相信《雪上医疗救援》不仅将成为重要资源，还将激励该领域持续进步。随着安全防护与医疗救护水平的不断提升，愿每一位读者都能够尽情享受冰雪运动的魅力与激情。

Wouter Van den Broecke

FIS（国际滑雪和单板滑雪联合会）医疗委员会副主席

2015年国际雪联单板滑雪世界青年锦标赛医疗监督员

2022年北京冬奥会国际医疗官

2025年国际雪联单板及自由式滑雪世界杯医疗监督员

Abstract

Medical Rescue on Snow is a comprehensive manual that addresses the unique challenges of providing medical assistance in snow sports environments. This book is the collaborative effort of experts in snow medical rescue and international ski patrol experts.

This book is structured to lead readers through the full range of medical rescue scenarios in snow sports, starting from an understanding of the inherent risks to advanced on-site interventions. It begins with an overview of the injury risks associated with snow sports and the types of injuries commonly encountered. The manual highlights the unique aspects of snow rescue operations, including environmental conditions and logistical challenges. Subsequent chapters provide the typical composition and organization of snow rescue teams, including site planning, team roles, and essential equipment. It describes general protocols for on-site emergency response, focusing on assessment principles, treatment processes, and coordination and communication. The manual covers critical emergency care topics such as basic life support, airway management, use of defibrillators, and wound care. It also provides specific guidance on managing traumatic injuries, including cranial, thoracic, abdominal, spinal, and orthopedic trauma, along with treatment of hypothermia and frostbite.

Designed for ski patrollers, mountain medical personnel, and rescue professionals, this manual integrates clinical knowledge with practical strategies to ensure effective and timely intervention in snow sport emergencies. With its structured approach and focus on common snow sport injuries in cold environments, this book serves as a valuable training tool and field reference for improving outcomes in snow sport emergencies.

摘 要

《雪上医疗救援》是一本综合性手册，主要针对在雪上运动环境中提供医疗救援所面临的独特挑战展开阐述。本书是雪上医疗救援领域专家与国际滑雪巡救专家共同努力的成果。

本书结构清晰，从认识雪上运动的固有风险到掌握救援现场的干预措施，旨在引导读者全面了解雪上运动中的各种医疗救援场景。本书开篇概述了雪上运动的相关风险及常见损伤类型。书中着重强调了雪上救援行动的独特之处，包括环境条件和后勤保障方面的挑战。随后章节介绍了雪上救援团队的典型构成和组织架构，包括站点规划、团队成员职责以及必要设备等。书中描述了现场应急响应的常规流程，重点讲解评估原则、治疗流程以及协调与沟通的方法。书中涵盖重症急救护理相关主题，如基础生命支持、气道管理、除颤器的使用和伤口护理等。此外，书中针对创伤性损伤的处理提供了具体指导，包括颅脑损伤、胸部损伤、腹部损伤、脊柱损伤以及骨科损伤等，同时介绍了低体温和冻伤的治疗方法。

本书专为滑雪巡救员、山地医疗人员以及救援专业人员设计，它将临床知识与实用策略相结合，以确保其在雪上运动紧急状况下能够采取及时有效的干预措施。本书通过条理清晰的阐述，聚焦于寒冷环境中的常见雪上运动损伤，可作为重要培训工具和实践参考，有助于改善雪上运动突发事件的救治效果。

目 录

第一章 总论

随着 2022 年北京冬奥会和冬残奥会的圆满结束，我国冰雪运动呈现蓬勃发展态势，特别是滑雪运动人数增长尤为显著。由于滑雪运动参与人数的增加以及参与者技术水平的差异，伴随而来的相关风险日益凸显。保证滑雪运动参与者的健康和安全，并为国内高水平赛事提供安全保障已成为当务之急。因此，高水平的雪上医疗救援具有极其重要的作用和意义。

第一节 雪上运动的风险

历史上，滑雪作为山区一种古老的交通方式，在狩猎、出行和军事战争等活动中发挥着重要作用。目前关于滑雪最早的记录出现在我国新疆阿勒泰地区，直到 19 世纪，滑雪才成为一种流行的体育运动方式。1936 年，滑雪比赛被纳入冬季奥林匹克运动会（冬奥会）的大家庭，成为一项竞技体育运动。国际滑雪和单板滑雪联合会（International Ski and Snowboard Federation，FIS；简称“国际雪联”）于 1967 年举办了第一届高山滑雪世界杯。

滑雪运动依靠重力和坡度作为驱动，其高速运动的本质决定了较高的风险性和损伤率。有人统计了单双板滑雪比赛运动员的受伤情况，在一个赛季内，每 100 名运动员发生运动损伤的次数，单板滑雪以 37.8 人次高居榜首，高山滑雪以 29.8 人次位于第二，其后分别是自由式滑雪（27.6 人次）、越野滑雪（15.8 人次）、跳台滑雪（13.6 人次）。而在高山滑雪世界杯或冬奥会这种世界顶级赛事中，由于赛道难度更大、滑行速度更快，运动员受伤的风险更高，平均每一个赛季每 100 名运动员的受伤次数可高达 36.7 人次。在 2010 年温哥华冬奥会的伤情统计中，高山滑雪受伤率约为 14.9%（46/308），受伤人数仅次于冰球（82/444）。如果加上自由式滑雪雪上技巧（1/57）、空中技巧（9/47）、障碍追逐（13/68）以及单板滑雪障碍追逐（20/57）、U 型池（9/69）和平行回转（4/59），滑雪运动造成的受伤人数则高居各项运动的榜首（表 1.1）。

表 1.1　2010 年温哥华冬奥会各项运动中的运动员受伤率

项目		注册运动员数量	受伤运动员数量	受伤率
高山滑雪		308	46	14.9%
自由式滑雪	障碍追逐	68	13	19.1%
	空中技巧	47	9	19.1%
	雪上技巧	57	1	1.8%
单板滑雪	障碍追逐	57	20	35.1%
	U 型池	69	9	13.0%
	平行回转	59	4	6.8%
雪车雪橇	雪车	159	32	20.1%
	钢架雪车	47	3	6.4%
	无舵雪橇	108	2	1.9%
冰壶		100	4	4.0%
冰球		444	82	18.5%
滑冰	花样滑冰	146	21	14.4%
	短道速滑	109	20	18.3%
	速度滑冰	176	5	2.8%

为此，在 2012—2013 赛季，FIS 更改了高山滑雪比赛的部分规则，以更好地保护运动员，避免受伤。在此之后，每一个赛季每 100 名运动员的受伤次数降低到 23.5 人次，但这仍然是一个非常高的比例。

在 2014 年索契冬奥会的伤情统计中，高山滑雪成为受伤人数最多的比赛项目。自由式滑雪虽然受伤人数少，但由于参赛总人数少，其部分项目（如空中技巧、雪上技巧、U 型池、坡面障碍等）的运动员受伤率甚至高于高山滑雪（表 1.2）。雪上项目的危险程度可见一斑。

表 1.2　2014 年索契冬奥会各项运动中的运动员受伤率

项目		注册运动员数量	受伤运动员数量	受伤率
高山滑雪		314	65	20.7%
自由式滑雪	空中技巧	43	21	48.8%
	U 型池	51	13	25.5%
	雪上技巧	57	14	24.6%
	障碍追逐	59	8	13.6%
	坡面障碍	52	16	30.8%
单板滑雪	U 型池	66	12	18.2%
	坡面障碍	46	17	37.0%
	障碍追逐	61	21	34.4%
	平行回转	64	9	14.1%
雪车雪橇	雪车	171	31	18.1%
	钢架雪车	47	5	10.6%
	无舵雪橇	108	9	8.3%
冰壶		100	12	12.0%
冰球		466	52	11.2%
滑冰	花样滑冰	149	20	13.4%
	短道速滑	106	9	8.5%
	速度滑冰	177	8	4.5%

在 2018 年平昌冬奥会的伤情统计中，受伤率最高的前 12 项竞赛项目中，雪上项目占据了 10 项，自由式滑雪 U 型池、障碍追逐、空中技巧，单板滑雪障碍追逐、坡面障碍、U 型池、大跳台以及高山滑雪等均位列其中（图 1.1）。

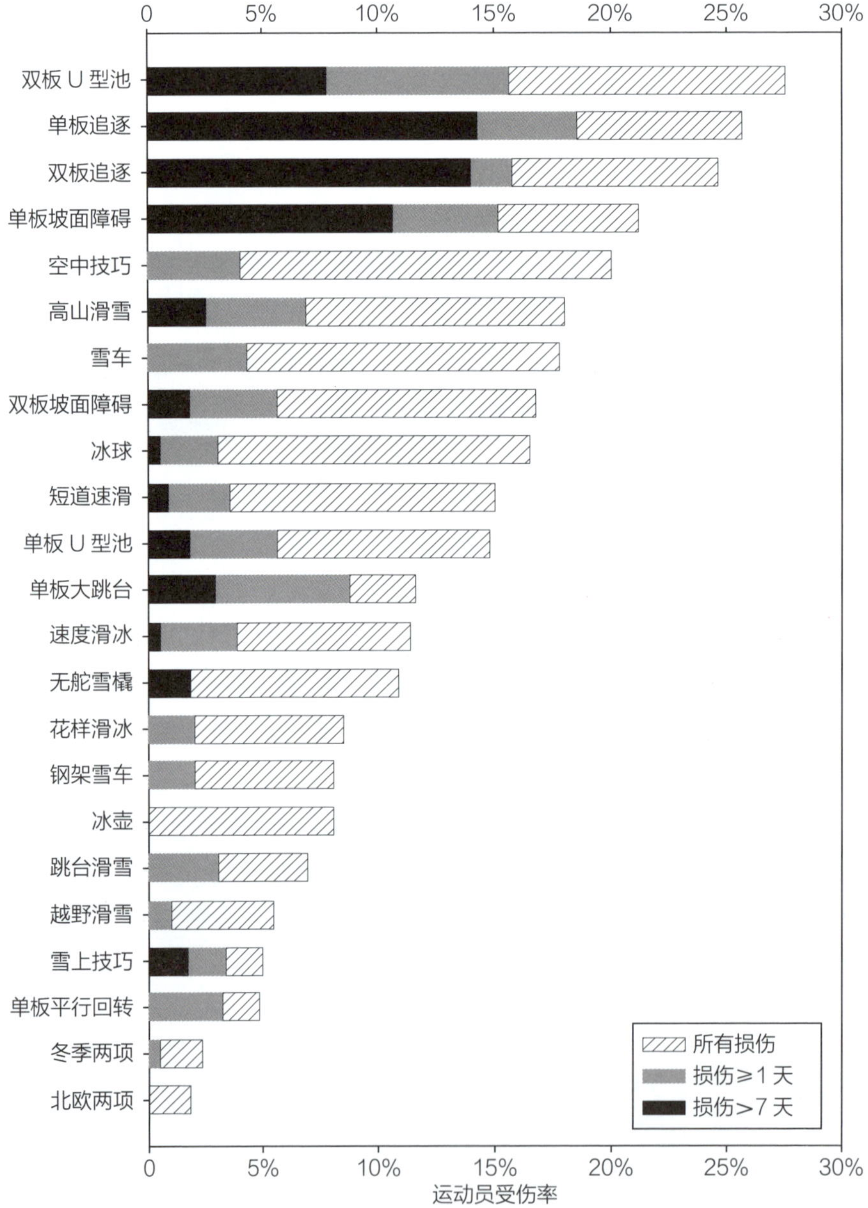

图 1.1 2018 年平昌冬奥会竞技比赛项目运动员受伤率

由此可见，雪上运动尤其是竞技滑雪比赛存在较高的运动损伤风险，这也对相关运动及大型赛事中医疗保障和救援工作提出了较高的要求。

第二节 雪上运动损伤

滑雪比赛项目众多，高山滑雪比赛通常分为竞速类项目和竞技类项目，前者主要指滑降（downhill）和超级大回转（super-G），后者主要指大回转（giant slalom）和回转（slalom），不同级别的比赛还可能会选择其中几个单项计算综合成绩。在上述四个单项中，滑降是赛道最长、垂直落差最大的比赛项目，因此它也是速度最快的。现代滑雪比赛中，职业运动员在滑降比赛中速度可能超过 120 ~ 130 km/h。回转是赛道最短、垂直落差最小、旗门间距最小、运动员回转半径最小、速度最慢的比赛，更加考验运动员的滑雪技巧。大回转比赛的旗门间距、运动员回转半径比回转比赛要大，而超级大回转的赛道长度、旗门间距和垂直落差介于滑降和大回转之间。不同单项各自的特点直接决定了运动员的受伤机制和严重程度，滑降和超级大回转比赛中的损伤更多来源于长距离的高速滑行和跳跃，而大回转和回转比赛中的损伤更多来源于大量的急转弯。

自由式滑雪和单板滑雪包含众多小项目。其中自由式滑雪雪上技巧、空中技巧、坡面障碍、U 型池以及单板滑雪坡面障碍、U 型池等由于存在大量的跳跃和翻转动作，一旦失误，极易出现受伤的情况。单双板障碍追逐项目因几名运动员同时出发比赛，过程中难免发生碰撞等情况，也非常容易出现损伤。

除此以外，越野滑雪、跳台滑雪、冬季两项、北欧两项等雪上项目也都存在一定的受伤风险。

对于滑雪运动造成的损伤，主要损伤部位包括膝关节、肩关节、上肢、骨盆、足踝、头颈部及颌面部等。专业运动员在比赛中不同部位损伤的概率可能略有差异。Mitchell 总结了 1976—2018 年的高山滑雪比赛受伤资料，发现最容易出现损伤的部位是膝关节，其次分别为下肢、背部、头部和上肢。其中

18 岁以下青少年运动员更容易出现脊柱和手部损伤，成人运动员更容易出现前交叉韧带损伤、脑震荡和下肢骨折。Florenes 分析了 2006—2008 年国际雪联高山滑雪世界杯中运动员的受伤情况，其中膝关节损伤（36.0%）、下肢损伤（11.1%）、腰背部和骨盆损伤（11.1%）、头部和颌面部损伤（8.5%）、肩部和上肢损伤（6.9%）分列前五位。

对于滑雪运动造成的颅脑损伤需要给予特殊关注。从上述数据可以看出，颅脑损伤的发生率在滑雪运动中始终居于前列。据报道，2016—2017 年青少年滑雪比赛中，累计有 66 名运动员受伤，其中 19 人是因头部碰撞雪面、旗门或者安全网造成的颅脑损伤，约占所有受伤运动员的 28.8%。而且在所有报道的受伤类型中，颅脑损伤是少数可以危及伤员生命的严重损伤之一。有文献报道，创伤性颅脑损伤是导致滑雪者死亡的主要原因。通过对 2006—2013 年国际雪联高山滑雪世界杯中发生的运动员损伤情况进行分析发现，总计 2080 人次的受伤例数中，颅脑和颌面部损伤占 245 例（11.8%）。颅脑损伤中，重度颅脑损伤（中断训练和比赛 4 周以上）占 23.7%，2 人因颅脑损伤死亡。为此，FIS 特别在 2017 年发布了国际雪联脑震荡指南，并先后在 2020 年和 2025 年进行了修订，对颅脑损伤的定义、原因、诊断、紧急处置等内容做了单独陈述并提出建议。

另外，由于滑雪比赛距离长、运动员滑行速度快、赛道转弯多，自由式滑雪和单板滑雪场地情况复杂，存在众多障碍物，运动员一旦发生意外，常常会出现碰撞（如与雪面、旗门、安全网碰撞）、翻滚等多种复杂情况，可能涉及多部位的损伤或联合伤，这也给现场医疗救援工作带来了一定困难。

第三节 雪上救援的特殊性

滑雪比赛场地环境极为特殊，寒冷的天气、陡峭的雪道、冰状雪赛道的雪况以及可能存在的各种障碍物都会成为现场急救的困难和障碍。

根据《国际滑雪和单板滑雪联合会医疗指南》要求，运动员在赛道上任何地方摔倒受伤，医疗救援人员必须在4分钟内到达现场。救援人员在赛道内仅能使用滑雪板和带冰爪的滑雪鞋两种装备进行移动（由于雪地摩托、履带车等设备会破坏赛道，故不允许在赛道内使用），这就要求承担医疗救援任务的人员具备高超的滑雪技能，能够在运动员比赛的冰状雪陡坡场地内熟练滑降至受伤运动员身边，且不能发生自身滑坠，同时避免引发二次损伤事故。

由于滑雪运动具有高速度、高能量冲击的特点，其受伤机制复杂，因此，在恶劣的客观条件下，面对伤员复杂多样的伤情，在最短时间内完成初步筛查和评估，进行最简单有效的处置并快速转移，是对救援人员的最大挑战。尤其是在极端低温环境下，救援人员如果摘下手套，可能半分钟手指就会麻木并失去感知能力，而伤员可能处于各种不同的体位，如何在最短时间内有效地完成救治操作，如开放气道、生命支持等，可能需要救援人员进行长期的培训和模拟演练。

本书的编写旨在填补我国雪上救援领域的空白，为滑雪运动现场医疗救援提供理论基础和执行依据。

（白鹏 杨钟玮 编，李东 卢江枫 校）

第二章 雪上医疗救援团队

由于滑雪运动具有高风险性、高损伤性特点，无论是大众滑雪场还是专业赛场，都需要有专业的救援团队以保障滑雪参与者的健康和安全。大众滑雪场通常在山下设有简易的医疗室，而受限于客观条件，常常不设雪道上的固定位点，仅由滑雪巡救员巡逻并执行救助任务。对于正式的滑雪比赛，尤其是国内外高水平赛事，需要由更高级别的医疗救援团队来对运动员进行救治，并且通常会在赛场雪道上设置固定的救援站点，以更好地完成医疗救援工作。本章重点介绍滑雪比赛中医疗救援站点的设定、救援团队的人员组成及设备准备。

第一节 救援站点的设定

滑雪比赛一般会设有山脚医疗站、山顶医疗站和若干赛道中间的 FOP（field of play，比赛场地）医疗站（图 2.1）。

1. 山脚医疗站　一般设置在赛道终点附近，应配备完备的医疗救治设备、药物以及经验丰富、数量充足的医疗人员（包括医生和护士）。根据地形因素，山脚医疗站位于赛道最低点，因而会承担绝大部分的医疗处理任务。雪道中下段受伤的运动员会由雪上救援船送至山脚医疗站，雪道上段严重受伤的

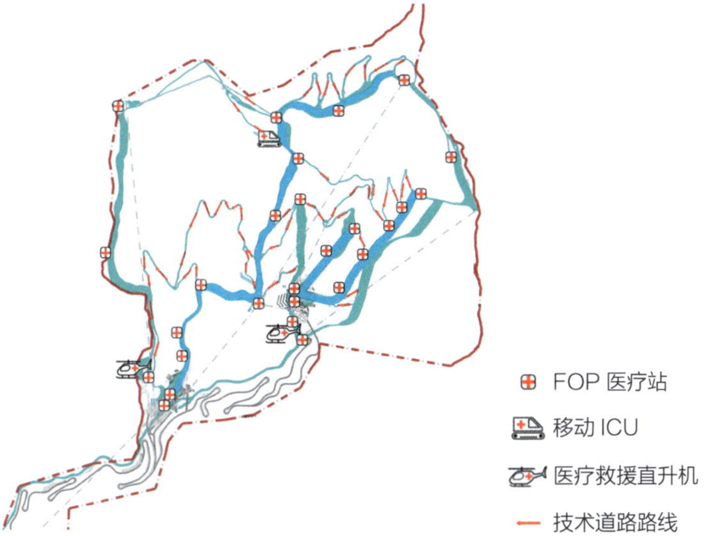

图 2.1　北京冬奥会国家高山滑雪中心场地医疗站设置分布

运动员可能会由救援直升机送至山脚医疗站，甚至部分运动员或者比赛服务人员及观众出现身体不适等情况都可能前往山脚医疗站诊治处理。由此可见，山脚医疗站是滑雪比赛的核心医疗站点，承担着最重要的医疗处理任务。首席医疗官的“指挥所”一般也设置在山脚医疗站。同时，山脚医疗站也是重要的中转站点，经过初步评估处理的伤员如需转运至定点医院进一步救治，都是从山脚医疗站出发。因此，山脚医疗站常规需要有转运救护车待命，在高级别的赛事中还会有转运直升机在山脚医疗站随时待命。

2. 山顶医疗站　一般设置在赛道顶端，位于缆车山上站或赛道出发点附近。山顶医疗站通常是救援团队的另一个“根据地”，除值守在 FOP 站点的救援人员外，还应有部分预备人员携带预备救援设备及药物在山顶医疗站待命，以备随时执行首席医疗官的调配指令，迅速到达、补充指定的 FOP 站点。另外在一些特殊情况下，山顶医疗站可能会代替山脚医疗站，成为医疗救援中心。例如在我国国家高山滑雪中心赛道的上段，由于坡度陡、山谷狭窄、距离终点遥远，一旦出现严重伤情，将面临无法进行直升机救援、雪上救援船很难第一时间到达山脚医疗站等问题，此时可以用绞盘将雪上救援船向上拖拽至山顶医疗站进行紧急救援。在一些高级别的比赛中，还会在山顶设置移动 ICU（mobile

intensive care unit，移动重症监护单元），以完成危重症及严重伤员的急救处理。

3. FOP 医疗站　根据赛道情况设置，每条赛道的 FOP 医疗站设置各不相同，其设置原则是每个可能出现危险的地方均被医疗站覆盖。FOP 团队是滑雪比赛中最基本的医疗救援团队，一般要求至少配置 2 名滑雪医生和 2 ~ 4 名巡救员。每个 FOP 团队至少要配置一整套治疗设备，包括抢救设备、药物、转运工具等。一旦有运动员摔倒或受伤，医疗官首先会派 1 ~ 2 名巡救员前往受伤运动员身边进行初步检查，一旦情况需要，会派出滑雪医生前往处理。随后，更高海拔的 FOP 团队会逐一下移填补空白，并由山顶医疗站派出一组预备 FOP 团队补齐点位。执行任务的 FOP 团队在任务结束后，会根据医疗官的指派返回山顶医疗站待命。

第二节　救援团队的人员组成

滑雪比赛的雪上医疗救援团队通常由 1 ~ 2 名医疗官或首席医疗官、副医疗官及救援团队的队员组成（图 2.2）。

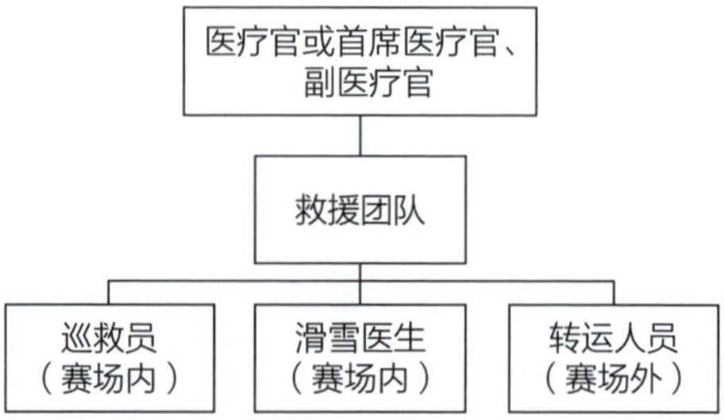

图 2.2　雪上医疗救援团队构成

医疗官或首席医疗官是滑雪比赛现场医疗救援任务的指挥者和协调者，在现场医疗保障中肩负“大脑”和“嘴巴”的重要职责。在赛前，医疗官要与赛事组织者、竞赛管理者等多方进行协调，明确医疗站设置位置、救援人员安排、救援人员轮转策略、救援流程、转运流程等相关问题。比赛开始后，医疗官要对赛场情况进行实时监控，对损伤救援进行合理的人员调配。同时要对救援团队人员现场汇报的各种情况（包括伤员生命体征、受伤机制、严重程度、初步意向等）进行汇总分析，第一时间给出最恰当、合理的指导意见。另外还要及时沟通联系相关部门，合理安排后续救治、转移等工作。比赛结束后，医疗官要向相关部门汇报医疗救援等相关情况。因此，医疗官或首席医疗官既要有足够丰富且专业的医疗知识和能力，能够在现场对伤情的严重程度做出准确的评估并安排后续治疗，同时又要有优秀的沟通能力和组织安排能力，能够协调组织多部门共同完成救治任务。作为医疗官或首席医疗官还必须充分了解并熟练掌握整个救援团队的运转流程及赛事的组织流程。根据赛事情况，如有需要，可以设置几名副医疗官作为医疗官的助手协助其工作，通常在现场直接负责组织、领导救援团队成员参与实际救援的过程。

救援团队通常由三部分人员组成，一是巡救员，二是滑雪医生，三是转运人员。

1. 巡救员　我国职业巡救员体系尚在建立和完善的过程中，现有的巡救员可能来自各行各业，包括退役运动员、高校毕业生、滑雪指导员等，均应具备高级滑雪水平。巡救员在上岗前需经过严格而系统的培训，主要培训内容包括：救援队岗位职责、滑雪安全须知、雪上救援流程、滑雪巡救工作要点及注意事项、个人装备的使用及注意事项、雪上救援船驾驶技术及注意事项、雪地摩托车驾驶技术及注意事项、救援器材的使用方法及注意事项、雪上应急救援培训、国际大型赛事雪上救援注意事项及大众滑雪场雪上救援注意事项等。巡救员需熟练掌握雪上救援流程，并参加急救技能培训且取得相应证书。巡救员于比赛期间分配在各救援点位，若发现运动员受伤情况，应立即用对讲机向指挥中心汇报（运动员受伤位置及现场情况），待接到指挥中心准许指令后方可进入场地。巡救员（第一发现人）通过现场初步评估，判断是否需要滑雪医生、其他巡救员及救援装备进入场地实施救援。根据现场情况，巡救员可以协助滑雪医生做一些简单的医疗处置，如伤口止血、包扎、骨折固定等，并与滑雪医生一起进行伤员的固定及赛场内转运。转运过程中，巡救员承担着控制转运设备的重要任务，不论是雪上救援船还是雪地摩托，通常都是由巡救员进行驾驭控制。

2. 滑雪医生　具有专业的医疗背景，经过院前急救和冬季运动救援的培训后，现场专业的医疗处理和判断是他们的特长所在。在医疗救援过程中，通常是巡救员发现伤员伤情较重，需要滑雪医生进行判断和处理，在汇报后由首席医疗官指派相应站点的滑雪医生前往伤员现场。如果 FOP 站点的滑雪医生通过受伤机制判断运动员发生严重损伤的可能性较大，可以在汇报医疗官后与巡救员一起直接出站进行紧急处置。滑雪医生到达现场后主要负责伤情评估和现场救治，并与巡救员共同完成固定和转运。通常滑雪医生的出动概率要小于巡救员。而滑雪医生通常是每个 FOP 站点医疗团队的领导者，承担着医疗团队指挥调动、工作分派以及情况上报的任务。

3. 转运人员　将赛场内雪道上的伤员转运至运动员医疗站通常由巡救员和滑雪医生完成。而赛场外的专职转运人员通常分为两类，一类是由运动员医疗站转至定点医院的转运人员，包括救护车配置的医护人员及转运直升机配备的随机医护人员；另一类是随救援直升机参与长绳悬吊救援的随机人员（图 2.3）。这两类转运人员一般由属地承担医疗保障任务的定点医疗单位和专职飞行救援机构派出，在比赛期间接受首席医疗官的统一指挥调配。

以上这些人员团队都是不可或缺的，尤其是在国际大型赛事中。在医疗官的调配指挥下，团队合理组合，各司其职，通力协作，方能顺利完成滑雪比赛的医疗保障任务。

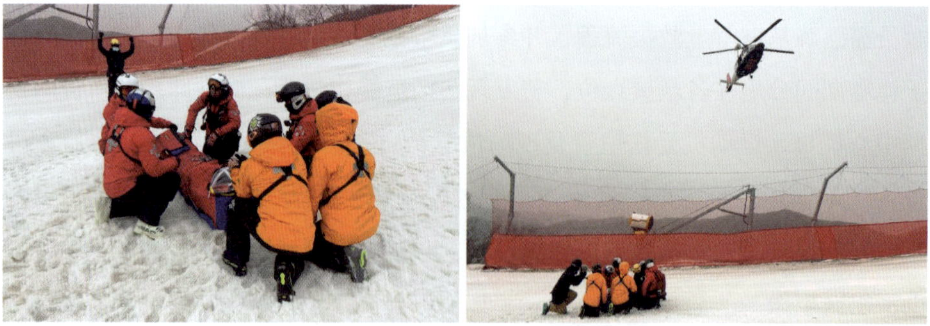

图 2.3　滑雪赛场直升机长绳救援演练

第三节 救援团队的设备

救援团队所需要的设备大致可以分为医疗救援用品、雪道用具和通信设备三类。

一、医疗救援用品

医疗救援用品中，山顶和山脚医疗站应参照相关诊所或者医院的规定要求，将各种抢救设备配备齐全，包括吸氧设备、监护设备、除颤器、常用药品及抢救药品等。而 FOP 医疗站的用品需要经过更严格的考虑和审查，因为所有 FOP 站点均属于流动性质，所有物品都需要装在背包内，由滑雪医生随身背负携带。过多、过重的装备会影响救援队的移动速度并增加额外负担。因此，选择必需且轻便、易于携带的装备至关重要。FOP 医疗救援背包应配备的物品包括以下几类（图 2.4）。

（1）监护及处理物品：急救剪刀、手电筒、指夹式脉搏血氧饱和度监测仪、听诊器、血压计等。

（2）气道管理物品：口咽通气道、负压吸引器、气管插管、插管导丝、喉镜（镜柄和镜片）、牙垫、开口器、喉罩、环甲膜穿刺针、面罩、简易呼吸器、氧气筒等。

（3）创伤处理物品：无菌纱布、止血绷带、弹力绷带、SAM 夹板（医用夹板）、三角巾、胸腔穿刺针、气胸密闭贴、旋压式止血带、骨盆带等。

（4）静脉穿刺物品：酒精棉片、碘伏棉签、静脉留置针、穿刺针接头、注射器、输液器、贴膜、胶布、利器盒等。

除此之外，FOP 医疗站应配备自动体外除颤器（automated external defibrillator，AED），一旦发生心搏骤停事件，力争早期除颤。

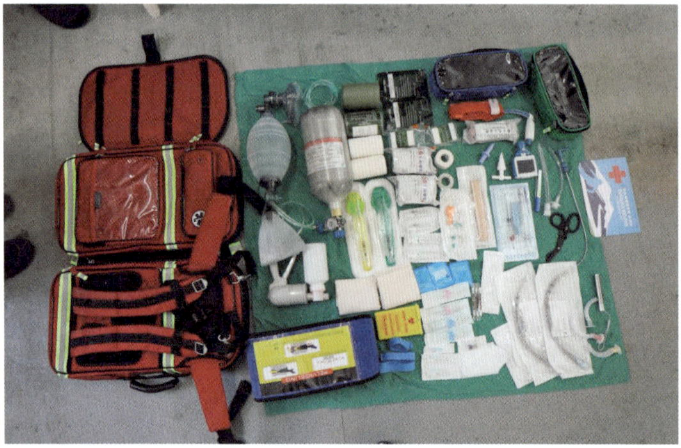

图 2.4　FOP 医疗救援背包应配备的物品

二、雪道用具

除了必备的保暖装备外，雪道用具主要包括救援团队自身移动、安全保障和位置固定所需要的物品，如滑雪鞋、滑雪板、雪杖、头盔、冰爪、冰镐、安全绳等，以及转运伤员所需要的物品，如雪上救援船（图 2.5）、保温毯、脊柱板、真空担架、雪板脱板器等。其中个人物品要求个人随身携带，转运伤员的用具一般由巡救员负责携带。除此之外，在一些 FOP 医疗站会配备雪地摩托、履带式雪地车（俗称“雪猫”）等机械设备。这些设备虽然不能在赛道内

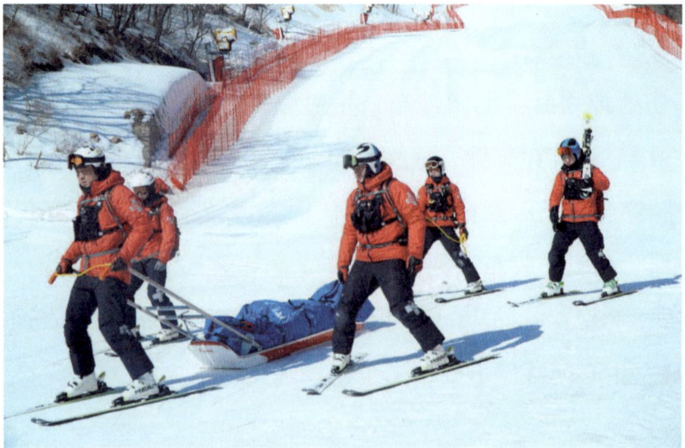

图 2.5　滑雪比赛中使用雪上救援船进行伤员转移

使用，但是可以在技术道（工作人员前往赛道各个地点的专用雪道）上发挥作用。

三、通信设备

通信设备对于救援团队也是至关重要的。医疗官与山顶医疗站、山脚医疗站以及雪道上各个 FOP 站点救援人员之间应务必保障通信畅通。由于滑雪场地可能远离城镇，或由于地形等因素干扰，信号覆盖会受到影响，选择合理的通信设备（如手机、手台、卫星电话等），确保每一个医疗站点和救援队成员能够及时准确地收到信息是医疗保障得以成功的基础，必须予以足够重视。

工欲善其事，必先利其器。这些救援设备对于医疗救援团队而言，如同枪炮对于战士的意义。因此，合理配置、妥善保管各类设备是医疗救援工作正常运转的基础和保障。

（白鹏　杨钟玮　编，高宇　王琼　校）

第三章 雪上救援现场处理原则和流程

相对于其他院前急救和院内处理，雪上救援现场具有其特殊性，包括低温、恶劣的环境，复杂的地形和地貌条件（陡峭的雪坡、茂密的树林等），周围高速滑行的滑雪参与者等。这些特殊的条件和环境决定了雪上救援工作的高度危险性。为了保障医疗救援人员与其他雪上活动参与者的安全，并且最大限度地避免对伤员造成二次伤害，救援人员在雪上救援现场应当严格遵守雪上救援的处理原则和流程。

第一节 救援现场处理原则

雪上救援现场应遵循以下五条原则。

一、自身安全原则

雪上救援的第一原则就是自身安全原则。这里所说的自身安全包括施救者自己的人身安全及施救者所携带的救援设备等物品的安全。施救者在靠近伤员的过程中，应确保自己不会摔倒、不发生滑坠、不与其他滑行者发生碰撞。在到达后应首先在伤员上方约 10 m 处设置警示标志，例如将雪仗以“×”形斜叉于伤员上方，或用其他醒目标志物作为提示，提警后来的滑雪者注意避让。

在现场实施救援过程中，施救者应确保自己的滑雪用具以及所携带的救援物品稳妥固定，不因滑坠遗失而影响对伤员的施救或个人撤离，同时避免滑坠物对雪道下方的人员造成伤害。一些大型救援设备，如雪上救援船、脊柱板等可能需要专人负责操控和看守，避免滑坠遗失或危及他人安全。

二、寻求帮助原则

面对寒冷的环境以及陡峭的坡面，施救者很难以个人为单位独自完成雪上医疗救援工作，甚至可能使自身和伤员面临更大的潜在风险。所以一旦发现伤员无法自行移动离开现场，务必第一时间寻求团队的支援和帮助，避免独自面对救援情况。同时应注意，在寻求帮助的过程中，一定要准确描述伤员的详细位置、基本伤情和生命体征情况，以便后来的团队成员及时给予针对性支援。在实际救援操作的过程中，也应充分注意合理分配工作，以良好的团队配合完成现场救治工作。

三、生命至上原则

在雪上救援过程中，无论出现何种情况，维持伤员生命体征、保障生命安全是雪上医疗救援首要目标。首先要确认伤员的生命体征状况，如果存在危及伤员生命的损伤，务必第一时间进行处理，之后再进行其他非致命伤情的评估和处理。即使挽救生命的操作过程可能会增加某些损伤的风险或进一步加重原有损伤，维持生命体征和处理致命伤仍然是需要优先进行的步骤和最重要的现场处理。

四、避免伤害原则

当伤员不存在危及生命的情况时，应对伤员进行快速的现场评估、救治和转运工作。在整个过程中要遵循避免伤害的原则，例如，对活动性出血进行包扎、止血操作，以防止持续失血造成休克；对可疑的骨折部位进行稳定和固定，尤其对可疑脊柱损伤的伤员采用颈托、脊柱板、真空担架等装备进行稳妥固定后再进行转运，防止转运过程中骨折断端移位以及脊髓神经损伤等并发症的发生；对意识丧失或可能存在上呼吸道梗阻的伤员，应进行气道保护操作；在低温环境下，对伤员给予适当保温，以防止其在转运途中发生失温等。应尽可能避免由于现场救援及转运操作对伤员造成新的损伤，或使已经存在的损伤加重。

五、尽快转移原则

雪道上的低温环境和陡峭的坡度会显著提升救援难度，不仅危及救援人员的安全，也极大增加了伤员的危险，因此，在救援过程中应避免在雪道上进行非必要的操作，只完成抢救生命、快速检查以及维持转运安全、避免二次损伤等最基本的操作，并尽快将伤员转移离开雪道，送至医疗站或其他更加适宜开展详细检查和救治工作的场所。

第二节 救援现场处理流程

一、确认环境安全

前往受伤现场时务必先确认环境安全。如果在大众开放雪场，应注意避免与其他滑行者发生碰撞，及时在伤员所处位置上方设立警示标志；如果是在正式的大型比赛中，务必要等裁判员中止出发、清空赛道并得到裁判长允许进入的指令后，才可以进入比赛雪道实施救援。在接近伤员的过程中也要及时注意观察来自雪道坡度、环境温度、其他滑雪者等多方面的危险因素。

二、现场快速评估

看、问和触是现场快速评估的最基本方法。

1. 看　是指对伤情进行初步评估，这可能在到达伤员身边之前就已经开始了。如果看到伤员受伤摔倒的过程，可从速度（高速时高能量损伤通常较慢速损伤更重）、姿态（是单纯侧滑还是发生了翻滚、能否控制自己的身体姿态）、碰撞（是否发生碰撞、碰撞到哪些物体、身体碰撞的部位）等创伤机制方面对伤情评估形成一个初步印象。在接近伤员后，先要注意观察伤员呼吸是否良好、有无肉眼可见的活动性出血及肢体畸形。

2. 问　是指对伤员进行询问，如果伤员可以主动正确回答问题，表明其神经系统、呼吸系统方面可能不存在严重损伤。反之，当伤员呼之不应时需高度警惕，应先观察呼吸并检查生命体征。

3. 触　是指对伤员进行快速检查，包括疼痛部位、是否存在隐匿出血、是否存在肢端湿冷（休克表现）等。

三、对危及生命的情况进行快速判断和紧急处理

有些症状的出现常常提示伤员伤情危重，可能危及生命，主要包括：伤员意识丧失、无呼吸运动、无动脉搏动以及肉眼可见的开放性大出血等。一旦遇到这些情况，必须高度重视，并立即进行紧急处理，必要时立即启动心肺复苏程序，抢救伤员生命。

四、快速伤情检查

当伤员生命体征平稳时，应采用最简单、迅捷的方法进行全面的伤情检查，对受伤部位和伤情严重程度做出判断。通常会按照“头、颈、胸、腹、骨盆、四肢”的顺序完成检查，注意检查背部和脊柱，避免遗漏。每个部位均需检查是否存在红肿、出血、畸形、压痛以及开放性伤口（图 3.1）。

五、最低限度地处理及快速转运

应快速、正确地完成开放伤口遮盖、骨折固定、包扎、止血等必需的操作，对于怀疑脊柱或脊髓损伤的伤员应积极使用颈托、脊柱板及真空担架等进行稳妥固定，以避免转运过程中出现二次损伤。根据伤员的伤情及所处位置、雪道坡度、转运目的地等情况，选择合理的转运工具（雪上救援船、雪地摩托、履带式雪地车、直升机等）将伤员尽快转运离开雪道。

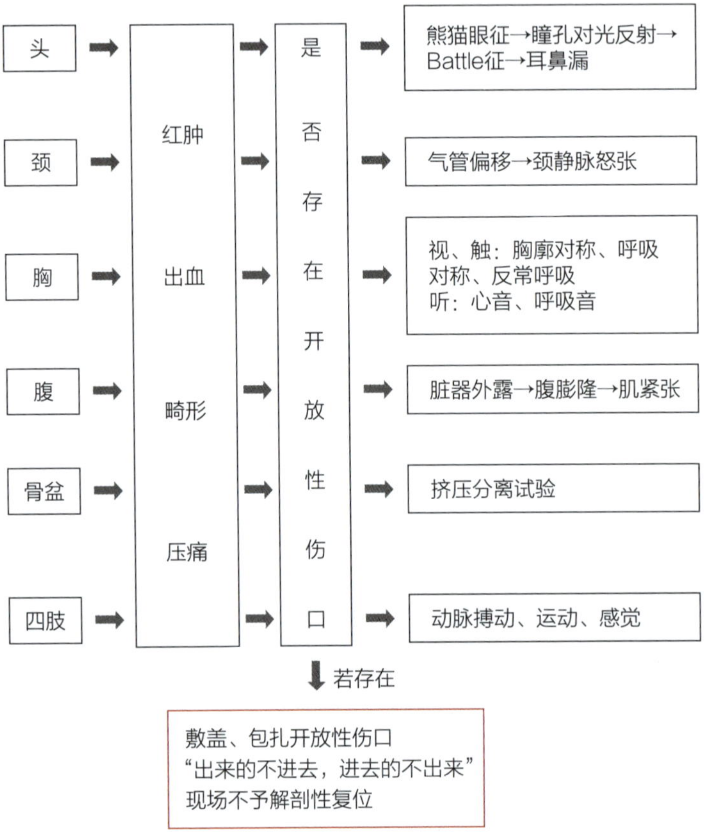

图 3.1　快速伤情检查流程

（李锐　白鹏　何嘉　编，怀伟　李梅　校）

第四章

心肺复苏、生命支持及气道管理

对于在雪道上出现危及生命的情况，提供心肺复苏（cardiopulmonary resuscitation，CPR）、生命支持和气道管理可以提高伤员的生存概率和生存质量，其最核心的内容是基础生命支持（basic life support，BLS），又称初步急救或现场急救，目的是在伤员发生心搏骤停（sudden cardiac arrest，SCA）后，立即以徒手方法争分夺秒地对其进行复苏抢救，使心、脑及全身重要器官获得最低限度的紧急供氧（通常按正规训练的手法可提供正常血供的 25%～30%）。诊断心搏骤停后应立即实施早期心肺复苏。若在心搏骤停 5 分钟内实施有效的心肺复苏，则可能使伤员成功恢复且不会残留脑和其他重要组织器官损害的后遗症；若超过 5 分钟则复苏成功率极低，即使成功，亦难免造成中枢神经系统不可逆性的损害。BLS 的基础包括突发心搏骤停的识别、紧急反应系统的启动、早期心肺复苏、迅速使用自动体外除颤器（AED）除颤。滑雪及其相应的雪道救援由于受到特定环境的影响，其具有自身的特殊性，包括但不限于救援物品受限、被救者穿着特殊、高海拔地区寒冷和缺氧环境对施救者体能和判断力造成的恶劣影响等。

为了最大限度保证滑雪参与者的安全，在每一个固定的雪道 FOP 救援位点都应该配备可视喉镜、气管插管、声门上通气设备、注射器、简易呼吸球囊、胶带、人工鼻，甚至是必要的急救用药和设备。而在山顶、山脚、特殊危险位点（包括转运困难位点）还应当配备 AED，有条件的可以配备机械辅助胸外按压装置。

第一节 基础生命支持的操作要点

在雪道上一旦发生心搏骤停或其他危及生命的事件，作为施救者应对伤员进行及时且高质量的基础生命支持措施。

一、尽早识别心搏骤停

可以通过呼叫和拍肩膀来确定伤员有无反应。对于无反应者，实施 CPR 前可检查颈动脉搏动，时间不应超过 10 秒。但对于未经过训练的施救者，可通过伤员有无反应、有无呼吸或喘息样呼吸（呼吸缓慢、费力是心搏骤停的重要信号）来尽快识别心搏骤停。一旦确定，就应立即开始对伤员施行 CPR 而不用检查动脉搏动，并尽早使用 AED。

二、高质量心肺复苏

CPR 的机制是通过按压胸部，增加胸腔内压，并将压力均匀传递至胸腔内各个腔室（心脏）和大血管（包括动脉和静脉）。由于动脉不萎陷，其压力升高可驱动血液由胸腔内流向全身体循环，而静脉由于萎陷及单向静脉瓣的阻挡，压力不能传向胸腔外静脉，从而阻止了静脉血的反流；按压放松时，胸腔内压降低，当胸腔内压低于静脉压时，静脉血便回流至心脏，使心室充盈。因此，应强调持续有效、不间断地进行胸外按压，避免中断按压，以防止冠状动脉和脑部血流灌注停止，从而提高复苏成功率。

高质量的胸外按压要求胸骨下半部必须达到足够的按压深度（5 ~ 6 cm）和按压频率（100 ~ 120 次 / 分），同时必须确保胸廓在按压间隙完全回弹，按压过程平稳、规律、不间断，这样才能保证冠状动脉和脑部的血流灌注。

对于没有建立高级气道的伤员，推荐胸外按压 30 次后给予 2 次人工呼吸。如果不能提供通气，则要持续进行胸外按压。

尽量减少胸外按压中断时间，不要过于频繁和长时间地检查脉搏或者分析心电图（electrocardiogram，ECG）。在完成 2 分钟的 CPR 周期后或 5 个周期之后再按照计划评估复苏效果。

在高海拔地区，长时间进行心肺复苏是一项高强度工作，并且会对施救者的心肺功能和主观疲劳感产生负面影响。因此，雪上救援人员应该为其体力消耗和复杂的环境条件做好充分准备。在可能的情况下，应考虑使用机械装置来协助心肺复苏。同时，应该让老年人群意识到他们在高海拔环境中发生心搏骤停的风险增加。

第二节　基础生命支持的基本流程

一、确认现场环境安全

应明确上方无即将滑行到救援现场的滑雪者或运动员，以确保伤员和旁观者的安全，避免发生二次事故。

二、判断意识，开放气道

双手轻轻摇动伤员的肩膀，大声询问："喂！你怎么了？你还好吗？"观察伤员反应。如果没有反应，应迅速将伤员摆放至仰卧位。施救者将一手放在伤员前额，另一手指尖放在伤员下颏，轻轻将伤员头部后仰，抬起下颏以开放气道（图4.1）。如有分泌物，应迅速清理。

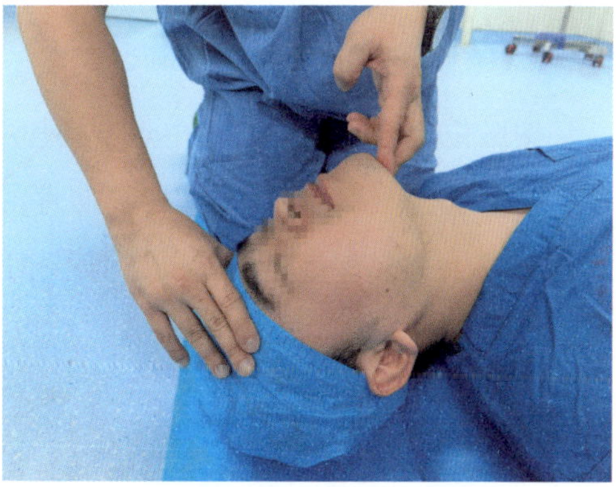

图 4.1　仰头提颏法开放气道

三、呼救

施救者应第一时间寻求支援，避免独自面对紧急情况。可使用电话的扬声器功能（不中断评估或 CPR）或请助手呼叫紧急医疗支援，在可能的情况下第一时间派人寻找 AED 并送至现场。

四、判断有无颈动脉搏动（非专业人员可跳过此步骤）

施救者用右手中指和示指从伤员气管正中环状软骨划向近侧颈动脉搏动处，判断有无搏动（通过计数 1001、1002、1003、1004、1005……判断 5 ~ 10 秒）。

五、检查呼吸

在判断颈动脉有无搏动的同时，观察伤员胸部起伏（通过计数 1001、1002、1003、1004、1005……检查 5 ~ 10 秒）。呼吸不正常包括：伤员几乎没有呼吸或者呼吸不频繁、缓慢或出现嘈杂的喘息。

六、松解衣物与护具

评估的同时即刻松解伤员的衣领及裤带，雪道上运动员往往穿着运动护具，有条件的情况下应采取适当松解，为 CPR 提供操作空间。

七、胸外心脏按压

按压位置为两乳头连线中点（胸骨中下 1/3 处）。用手掌根部紧贴伤员胸部，两手重叠，手指翘起，双臂要伸直，用上身力量垂直向下按压胸部，用力按压 30 次（按压深度至少 5 cm，但不超过 6 cm）。每次按压后，释放所有压力时保持双手与伤员胸部的接触，并且应以 100 ~ 120 次/分的速度重复进行按压。

八、胸外心脏按压与人工呼吸结合

胸外按压 30 次后，再次打开气道（采用仰头和抬下颌的方式进行操作）；用手的示指和拇指在伤员额头上捏住鼻翼柔软部位，使其闭合；让伤员口部张开，但保持下颌抬起；施救者正常呼吸，口部对紧伤员口部，确保密闭性；稳定地对伤员口部吹气，同时观察胸部是否隆起，如同正常吸气，时间约为 1 秒；保持伤员头部倾斜和下颌抬起，施救者将口部移开，并观察伤员胸部是否随空气的流出而下降；施救者再正常呼吸 1 次并对伤员口部吹气，共实现 2 次人工呼吸。应注意，即使 1 ~ 2 次人工呼吸无效，也不要为了进行 2 次人工呼吸而中断按压 10 秒以上，要毫不迟疑地将双手放回胸骨正确位置，再进行 30 次胸外按压，并按 30：2 的比例继续进行胸外按压和人工呼吸。

九、怀疑颈椎损伤时的开放气道操作

当怀疑伤员有颈椎损伤时，施救者可位于伤员头侧，使用双手托颌法开放气道（图 4.2），即两手拇指位于伤员口角旁，其余四指托住下颌部位，在保证头部和颈部固定的前提下，用力将伤员下颌向上抬起，使下齿高于上齿，在进行颈椎保护的同时开放气道。

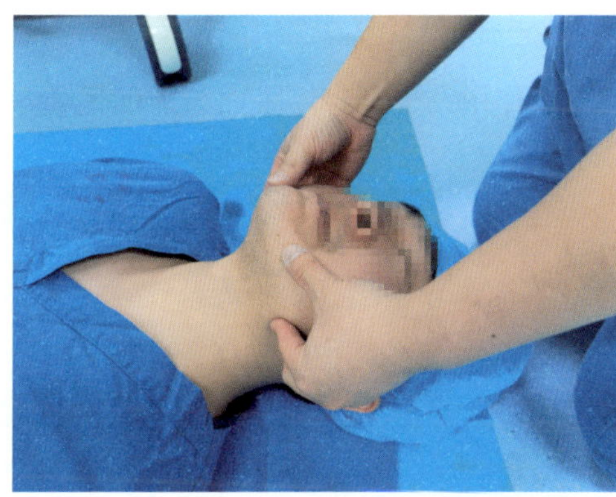

图 4.2　双手托颌法开放气道

十、使用简易呼吸器

如施救者携带有简易呼吸器，则首选应用简易呼吸器进行人工通气，一手以“CE”手法固定面罩（拇指和示指张开呈“C”形，将面罩紧扣于口鼻部，中指、无名指和小指呈“E”形放在下颌角处，向上托起下颌），另一手挤压简易呼吸器，每次送气 400 ~ 600 ml，频率 10 ~ 12 次 / 分。

十一、判断复苏是否有效

单纯的心肺复苏很少能重启心脏，除非施救者确定伤员已经恢复，否则需要继续进行心肺复苏。判断生命体征时，心肺复苏中断时间不应超过 10 秒。伤员恢复的迹象包括：苏醒、肢体活动、睁开双眼、正常呼吸。如果确定伤员呼吸正常，但仍无反应，应将其置于复原卧位；如果伤员无反应，呼吸消失或不正常，应立即重新开始心肺复苏。

施救者应尽快给予伤员进一步生命支持或尽早完成转运。

十二、复原卧位操作要点

施救者面向伤员，双膝跪地，身体中线对准伤员髂嵴连线（髋骨），膝盖与伤员身体保持一拳距离。将伤员近侧上肢向上摆成直角，远侧下肢屈曲支起。施救者一手握住伤员远侧上肢，另一手握住伤员远侧下肢膝盖，将伤员向自己方向翻动。将伤员头部自然置于其近侧上肢的上方，将远侧手掌（手心向下）置于颌下，面口部稍向地面，头稍后仰。将远侧下肢膝盖置于地面，起三角支撑作用，整个身体平面与地面呈 45° 角（图 4.3）。

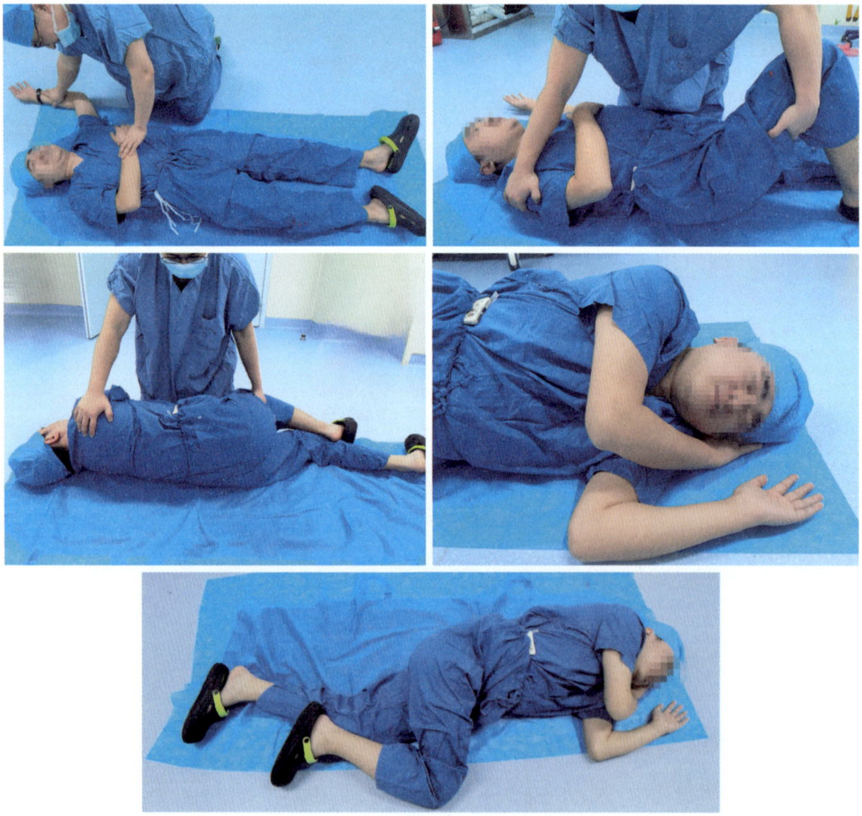

图 4.3　复原卧位操作及摆放

每隔 5 ~ 10 分钟重复检查伤员呼吸、心率、皮肤、意识等情况，如有异常立即开始进行急救。

第三节 电除颤和 AED 的使用

一旦可使用除颤器，医护人员应评估伤员心律，且在需要除颤时尽快除颤。

在户外恶劣条件下，并且对于非专业医护人员来说，AED 具有非常重要的意义。AED 开机后会自动提示引导操作并判断是否为可除颤心律；使用者应严格遵照 AED 的提示，依次进行粘贴电极板、AED 自动判断、充电、放电除颤四步操作。在放电前务必确认所有人离开，与被除颤者及其周边导体没有任何接触，以防被电击。

在室颤终止后数分钟内，心脏并不能有效泵血，因此应继续不间断实施 CPR。在使用 AED 给予 1 次电击后，无须检查评估，立即恢复高质量胸外按压。在实施 5 个周期 CPR（约 2 分钟）后再进行循环的评估。BLS 和 AED 除颤全流程如图 4.4 所示。

第四节 气道管理

在心搏骤停初期，肺泡内很可能还含有足量水平的氧气，且肺血管和心脏可能含有足量的氧合血，可以满足明显下降的需氧量，此时胸外按压比通气更重要。对于未建立高级气道的伤员，每进行 30 次胸外心脏按压后通气 2 次，通气时中断按压，每次通气的持续时间不超过 1 秒，通气时给予的潮气量仅以观察到胸廓起伏即可（500 ~ 600 ml 或 6 ~ 7 ml/kg）。

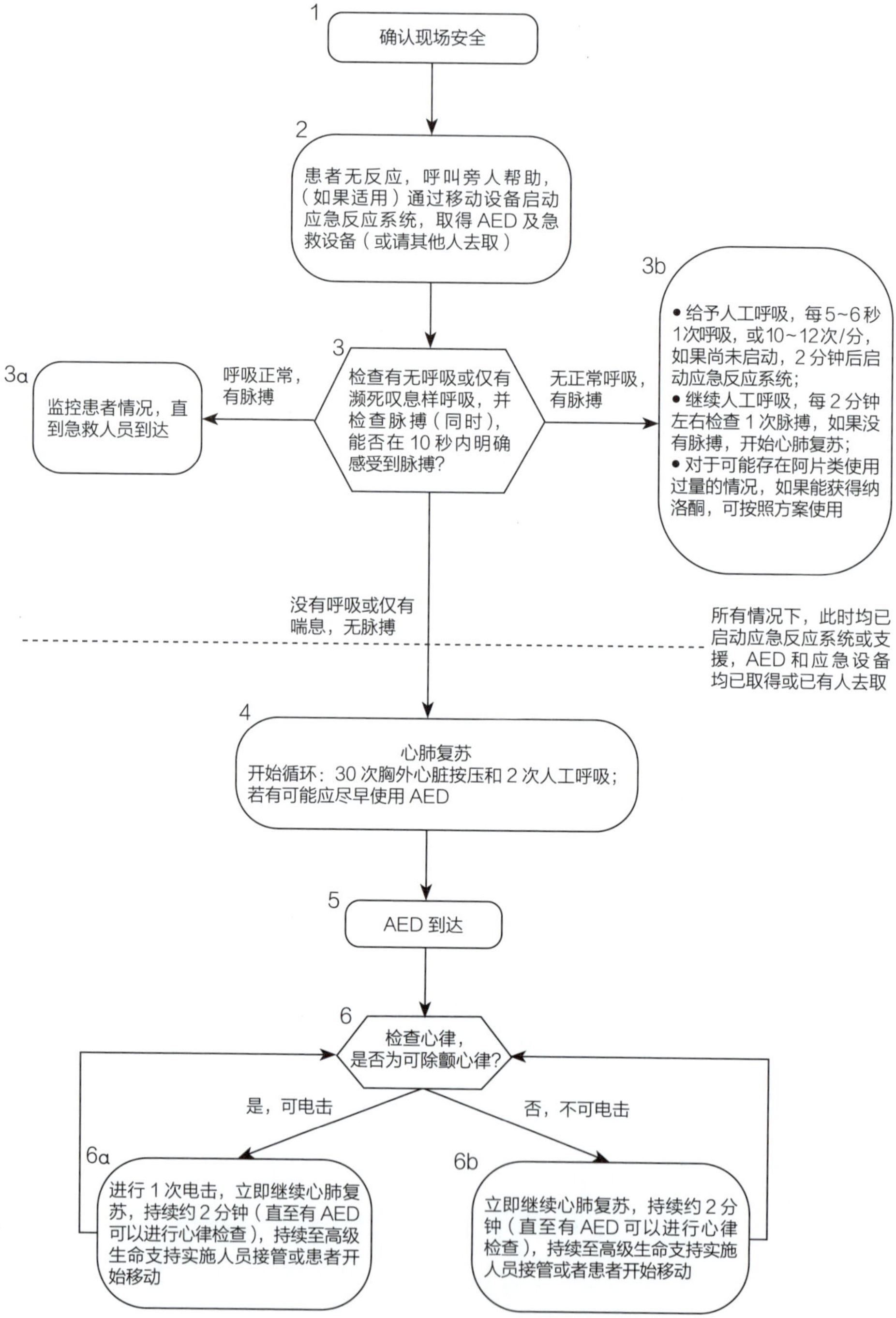

图 4.4　BLS 和 AED 除颤全流程图

气道管理的目的是维持气道开放，保证伤员的氧供，避免和纠正缺氧。根据操作的难易程度，分为基础气道管理和高级气道管理。基础气道管理包括：①手法和体位开放气道（见本章第二节）；②面罩或简易呼吸器；③口咽或鼻咽通气道。高级气道管理包括：①喉罩；②气管插管；③外科气道，如气管切开、环甲膜穿刺等（图 4.5）。

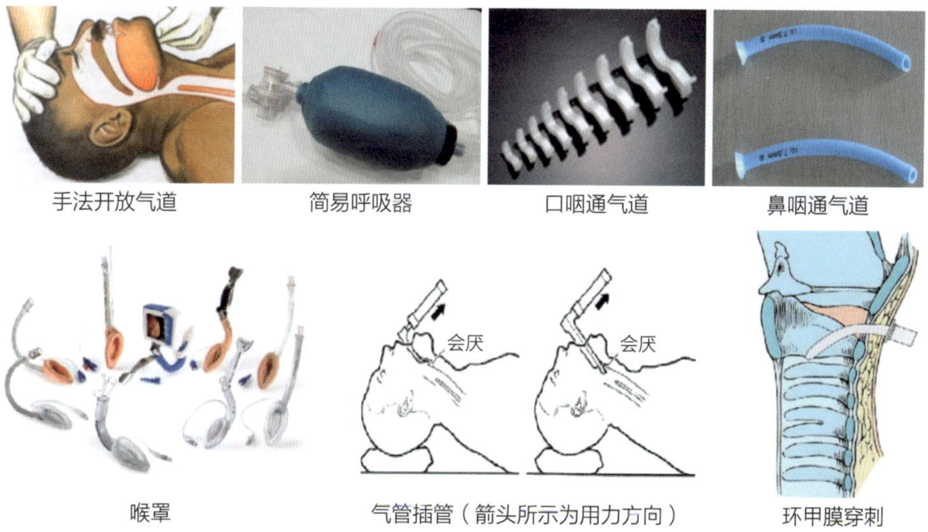

图 4.5 气道管理

气道管理方式的选择应遵循“从简单到复杂、从无创到有创”的原则。优先考虑无创的基础气道管理方式以维持伤员气道开放，从而避免缺氧。

对于无气管插管经验的救援人员，不建议尝试气管插管操作。建议使用声门上气道管理工具，主要包括鼻咽通气道、口咽通气道及喉罩。其中，鼻咽、口咽通气道与喉罩相比，其操作更简单易学，且便于携带。而喉罩开放气道的效率更高，可以直接连接简易呼吸器或呼吸机接口进行人工通气支持。

声门上气道管理工具整体放置所需工具较少，技术要求低于气管插管，对于非气道管理专业人员，培训难度相对较低，同时所需操作时间也较短，因而在滑雪损伤现场急救过程中可以优先考虑使用。但由于声门上气道属于非确定性气道，需要高度警惕伤员转运过程中喉罩移位造成窒息以及胃内容物反流引起误吸的风险。

在伤情需要且具备相应资源和技术时，可考虑建立高级气道（气管插管和/或喉罩）。由于雪道低温、陡峭等相对恶劣的操作环境，进行气管插管时优先考虑采用可视喉镜。应强调由最可能一次操作成功的人员进行早期插管。

在建立高级气道的过程中，应尽量减少停止胸外心脏按压的时间。在完成2分钟CPR后检查循环时进行操作可以减少循环停止的时间。成功建立高级气道后，每8~10秒给予1次通气（每分钟6~8次）。

（车璐　编，敦元莉　白鹏　校）

第五章 伤口处理及止血

滑雪是一项高速运动，在高速滑行状态下，由于动能大，若发生意外，可能会出现严重创伤。创伤可分为开放性创伤和闭合性创伤，本章讨论开放性创伤的伤口处理及止血。

第一节 开放性伤口的处理原则

一、控制活动性出血

危及生命的大出血是创伤患者的主要死亡原因，所以需要第一时间控制活动性出血，以维持有效循环、防止休克，达到挽救生命的目的。

二、防止伤口感染

伤口若残留泥土等污染物或坏死组织未经处理，几小时内就可能发生感染。因此应清除明显的污染物，以干净的敷料盖好伤口，将受伤部位抬高，减轻肿胀及痛苦。必要时可在到达医疗站或医院后，使用破伤风抗毒素脱敏注射。

三、促进伤口愈合

应采取合理正确的方式处置伤口，为后期伤口愈合打下良好的基础。

四、防止失温

雪场一般具有高海拔、风力强、气温低的特征，运动员容易因低温、开放性伤口导致局部或全身冻伤。应尽快使伤员脱离寒冷环境，采取温和的被动复温方式（详见第十章）。

第二节 开放性伤口的止血

一般成年人的血液量为体重的 7%～8%，一个体重 70 kg 的成人约有 5 L 血液。如果失血量小于全身血量的 10%，人体可通过自身调节而没有任何症状。如果失血量大于全身血量的 15%，就会出现相应症状，如面色苍白、口渴、意识淡漠、乏力，甚至发生晕厥。如果失血量大于 20%，则可能出现休克的症状，如血压下降和脉搏增快，若症状加重，还会有出冷汗、四肢发凉、意识不清等表现。如果不及时救治，会有生命危险。人体对创伤出血的反应机制表现为逐渐发展的过程，若出血速度快、出血量大，则休克发生早且快。

一、开放性伤口的类型

1. 擦伤　又称表皮剥脱，是钝性致伤物与皮肤表皮层摩擦而造成的表皮剥脱性损伤，是开放伤中最轻的一类创伤（图 5.1）。

2. 割伤　是指受锐利物体切割而形成的损伤，一般伤口比较整齐。滑雪发生意外时，身体可能会被滑雪板划破皮肤，造成割伤。可根据伤口的深度、长度、是否损伤血管导致出血来评价其危重程度（图 5.2）。

3. 裂伤　是指皮肤被撕裂而形成的伤口，通常呈不规则形状。裂伤通常

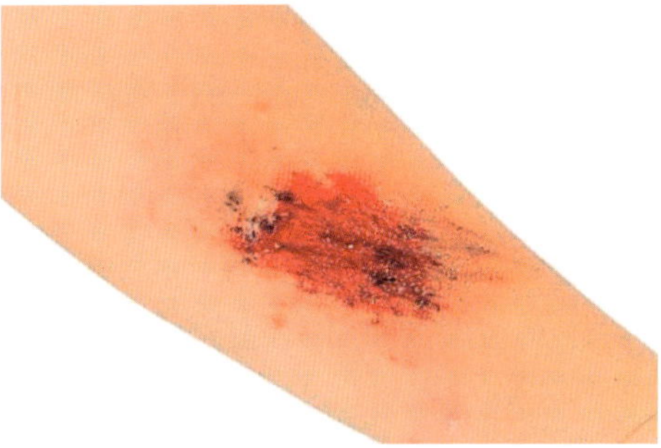

图 5.1　擦伤

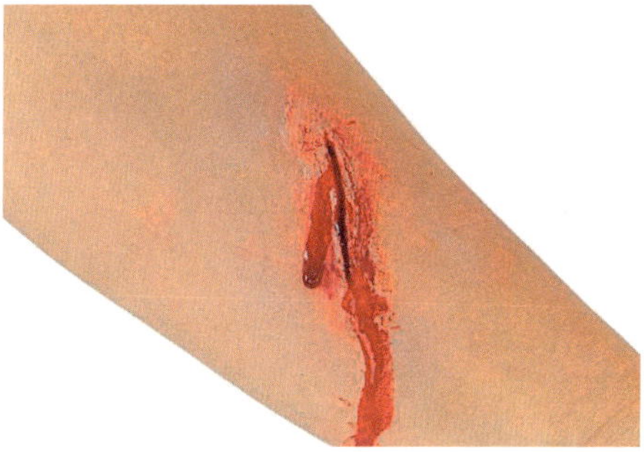

图 5.2　割伤

出血很少，轻微的撕裂伤可能会引起疼痛和不适，但通常很少见（图 5.3）。

4. 刺伤　是指雪杖等尖锐物体猛力刺穿皮肤及皮下组织而造成的创伤。刺伤看起来表面细小，但伤口可能会很深，有时会伤及内脏。刺伤可能会带来严重后果，并引发大出血。滑雪时，雪杖尖端、树枝等均可能刺破皮肤而导致刺伤（图 5.4）。

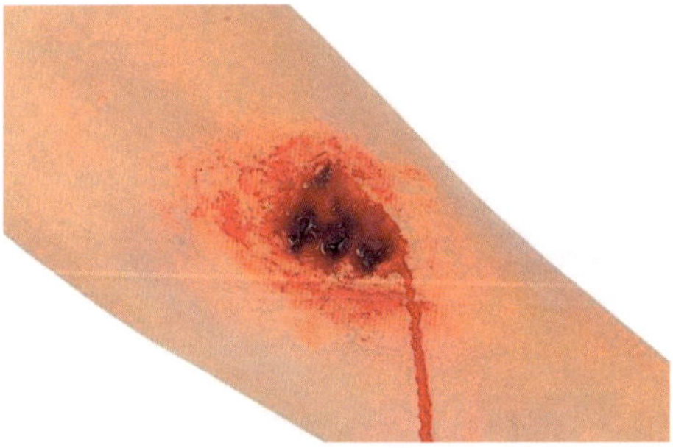

图 5.3　裂伤

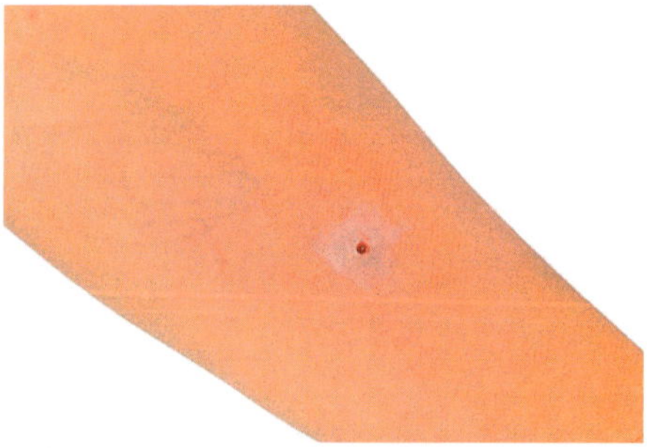

图 5.4　刺伤

二、血管类型及其出血特点

人体血管分为动脉、静脉和毛细血管三种类型，根据损伤的血管类型，出血可分为动脉出血、静脉出血和毛细血管出血。

1. 动脉出血　动脉血含氧量高，颜色鲜红。动脉内血液流速快，压力高，一旦动脉受到损伤，出血可呈涌泉状或随心搏节律性喷射。大动脉出血可导致循环血容量快速下降。

2. 静脉出血　静脉血含氧量较低，颜色暗红。静脉内血液流速较慢，压力较低，但静脉管径较粗，能容纳较多的血液，当曲张静脉或大静脉损伤时，血液也会大量涌出。

3. 毛细血管出血　任何出血都包括毛细血管出血。开始出血时出血速度比较快，颜色鲜红，但出血量一般不大。身体受到撞击时可引起皮下毛细血管破裂，导致皮下淤血。

三、止血的方法

1. 直接压迫止血法　是指用手指、手掌或用纱布压迫、填塞的方式作用于出血部位，以达到快速止血的目的（图 5.5）。

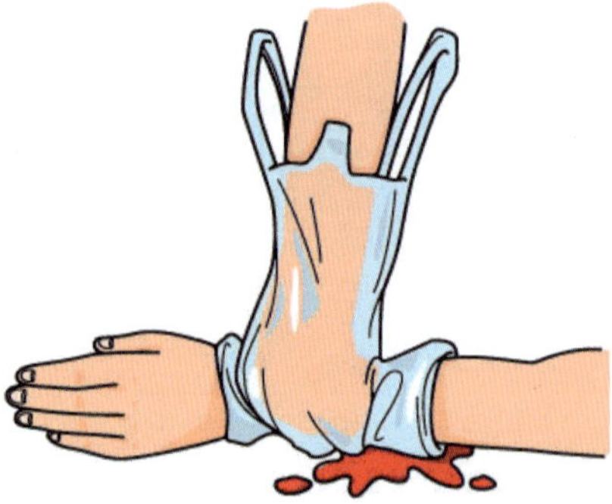

图 5.5　直接压迫止血法示意图

直接压迫止血顾名思义就是给予出血部位一定的压力，阻止血液继续流出。当出血部位发生在皮肤表面，损伤和创面较小时，可以用手指或手掌直接压迫出血部位。当出血部位较大、伤口较浅，手指或手掌不适合压迫时，可以通过纱布覆盖压迫、绷带加压的方式止血。当伤口大而深时，可以将纱布深深地填塞在伤口部位，以达到止血目的。

2. 止血带止血法　是指用绷带、橡皮胶管、三角巾等将出血的肢体扎住，以阻断血流，从而达到止血的目的。止血带应放置在伤口部位近心端 5 cm 处（图 5.6）。

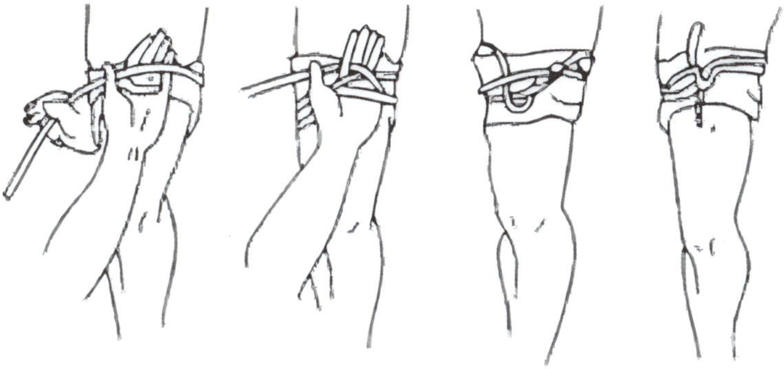

图 5.6　止血带止血法示意图

止血带止血法适用于四肢大血管的出血，可分为橡皮带止血、绷带单环止血和绞紧止血等。另外，当采用直接压迫止血法无法控制出血时，也应选择止血带止血法。捆扎部位必须用纱布或棉垫垫好，避免止血带直接接触皮肤造成局部损伤。止血带可使肢体的血流中断，但若止血带使用时间过长，可能会引起肢体坏死的严重后果。因此应在止血带处标记阻断时间，每隔 0.5 ~ 1 小时松开一次，放松 2 ~ 3 分钟后再次扎紧（图 5.7）。

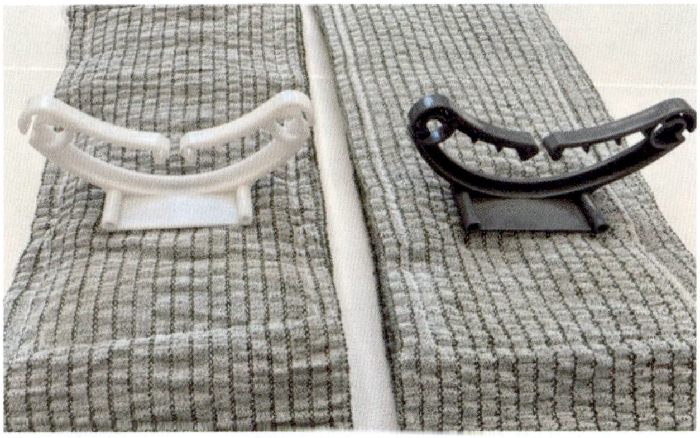

图 5.7　止血绷带

（秦卓　编，姜学峰　刘宇　校）

第六章 颅脑损伤的伤情判断及处理

颅脑损伤是滑雪运动中最常见的损伤之一，在所有高山滑雪及单板滑雪的受伤类型中占比15%～20%，仅次于膝关节损伤。颅脑损伤病情危重，病情变化快，甚至会危及生命，及时准确地判断及处理颅脑损伤直接影响伤者的预后，因此掌握颅脑损伤的伤情判断及现场处理原则是每一位雪上医疗救援者的必备能力。

第一节 颅脑损伤的伤情判断

一、初期评估：遵循创伤救治的“ABCD”原则

1. 气道（airway，A） 保护颈椎，保持气道通畅。
2. 呼吸（breathing，B） 呼吸和通气评估。
3. 循环（circulation，C） 控制出血，维持循环。
4. 神经功能（disability，D） 肢体活动障碍、脊柱损伤评估。

二、依据“ABCD”原则完成“十秒钟”快速判断

在10秒时间内进行患者确认，询问其姓名及所发生的情况，依据“ABCD”原则进行快速评估。根据患者反应可提示以下情况。

1. 不伴有主要气道损伤（具备清晰发音的能力）。

2. 呼吸未严重受阻（可发起呼吸运动，进而发音）。

3. 意识水平无明显下降（足够警觉，能描述受伤情况）。

若患者不能回应上述问题，则提示气道、呼吸、循环等方面存在问题，需确保紧急评估和立即处理。

三、生命体征评估

库欣反应：当颅内压增高时，患者出现血压升高，呼吸缓慢、深大、不规律，心率变慢等表现。

四、意识障碍评估

格拉斯哥昏迷评分（Glasgow coma scale，GCS）：通过睁眼反应、言语反应、运动反应三个方面对意识障碍程度进行量化评分，可快速、便捷地检测患者意识水平（表 6.1）。

表 6.1　格拉斯哥昏迷评分（GCS）

睁眼反应（E）	评分	言语反应（V）	评分	运动反应（M）	评分
自动睁眼	4 分	回答正确	5 分	遵嘱动作	6 分
呼唤时睁眼	3 分	回答错误	4 分	刺痛定位	5 分
刺痛时睁眼	2 分	语无伦次	3 分	刺痛时躲避	4 分
无反应	1 分	只能发声	2 分	刺痛时肢体屈曲（去皮层）	3 分
		无反应	1 分	刺痛时肢体过伸（去脑）	2 分
				无反应	1 分

注：GCS 可用于评估颅脑损伤的严重性：3～8 分为重度颅脑损伤；9～12 分为中度颅脑损伤；13～15 分为轻度颅脑损伤。

五、瞳孔检查

检查双侧瞳孔大小及瞳孔对光反射。正常情况下，双侧瞳孔等大、等圆，瞳孔对光反射灵敏。

六、伤情判断初步结论

根据 GCS、生命体征及瞳孔检查等结果进行判断（图 6.1）。

初期评估：遵循创伤救治的“ABCD”原则

↓

依据“ABCD”原则完成“十秒钟”快速判断

↓

生命体征评估

↓

意识障碍评估（GCS）

↓

瞳孔检查

↓

伤情判断初步结论（GCS+ 生命体征 + 瞳孔）

图 6.1　颅脑损伤初期伤情判断流程

第二节　颅脑损伤的现场处理原则

一、损伤评估

1. 初期评估　遵循创伤救治的“ABCD”原则（见本章第一节）。

2. 二期评估　全身评估和收集病史。

（1）体格检查顺序：应依次检查头部，颌面部，颈椎、颈部，胸部，腹部，会阴、直肠、阴道，骨骼肌肉系统，神经系统。

（2）损伤机制和时间：例如，由于颅前窝、颅中窝凹凸不平，在头颅加速或减速外伤时，脑组织在颅内快速移动，会造成额叶和颞叶脑组织底部损伤。

（3）既往史：例如，询问有无抗凝和抗血小板治疗史。

此外，应持续、多次评估以确保新出现的病情不被忽略，并及时发现原有症状的变化。

二、损伤处理的首要任务

应保持脑组织的充分高氧合灌注，防止继发脑损伤，并尽快转运。需注意以下几点。

（1）不论损伤是否累及气道，第一步都是气道管理，同时保护颈椎。

（2）取正确体位，即平卧头侧位，防止误吸及舌后坠。如果怀疑存在颈椎损伤，应使头部处于中立位。

（3）保持呼吸道通畅，及时清理口咽部呼吸道分泌物。

（4）保持通气与吸氧。

（5）必要时进行气管插管、机械通气。

（6）必要时进行环甲膜穿刺或置管、气管切开。

（7）开放静脉通道。

（8）持续监测生命体征（心电图、血压、血氧饱和度等）。

（9）心搏骤停者应立即进行心肺复苏。

（10）维持全身灌注及脑灌注压稳定，必要时可给予血管活性药物。

（11）谨慎使用降颅压药物（仅在必要时使用）。

（12）在某些情况下（如急性硬膜外血肿），使用脱水药可能使病情恶化。

（13）输入液体的加温与患者保温。

（14）尽快转运。

三、麻醉与镇静

不可使用长效麻醉和镇静药物，除非患者躁动状态会伤及本人且约束四肢无效；若确实需要，可使用最短效的药物。

苯二氮䓬类、芬太尼、丙泊酚、氯胺酮等药物都会加重患者的低通气状态，应避免或谨慎使用。

四、院前急救现场处理

二期头颈部评估主要包括以下几方面。

（1）整个头皮和头部均应仔细检查，以明确有无撕裂、挫伤或骨折等。

（2）眼部周围肿胀可能会妨碍检查（掩盖潜在损伤），因此应重新评估。

（3）尽管眼球的直接外伤也可能导致瞳孔异常，但是在颅脑外伤的情况下，需要优先考虑脑损伤的可能性。

（4）颌面部检查包括骨性结构触诊、评估对合情况、口腔内检查以及评估软组织损伤程度。

（5）颈部检查包括视诊、触诊及听诊，可发现有无颈椎触痛、皮下气肿、气管偏移、咽喉部骨折等情况。

（6）神经系统检查不仅包括肢体运动情况检查，还包括对意识水平的再次评估、瞳孔大小和瞳孔对光反射检查，最终重复评估GCS并与之前进行对比。

第三节 颅脑损伤中的特殊情况（医疗站或医院处理）

一、头皮裂伤出血

因头皮血管丰富，头皮严重裂伤可引起大量外出血（图6.2）。救援人员在雪道现场若发现伤员头皮裂伤，需要给予全头加压包扎止血，避免持续出血导致休克，并尽快将伤员转运。

二、开放性颅脑损伤

开放性颅脑损伤的处理要点包括以下几方面。

（1）保护创面，防止继续污染和损伤。

（2）对于穿透颅骨的异物，如果有部分暴露在外，必须将其保留在原位，直到有神经外科治疗支持的情况下予以处理，严禁急救现场将异物取出，否则

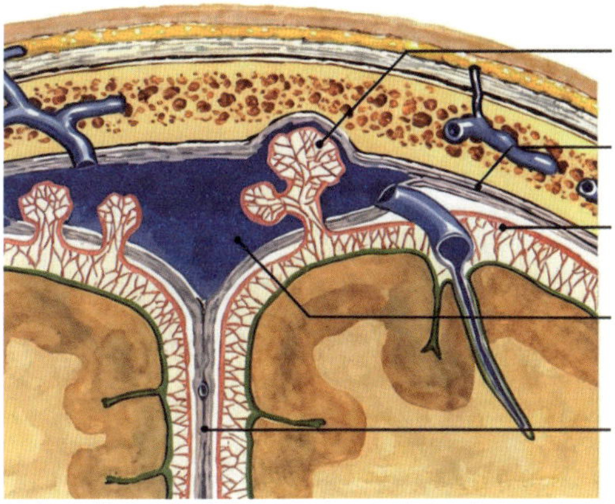

图 6.2　头皮局部解剖

可能导致致命的脑损伤或出血。

（3）外流的脑组织不可推回颅内，可用明胶海绵贴敷后适度加压包扎。

（4）有脑膨出者，可用消毒碗覆盖后包扎。

（5）立刻使用广谱抗生素。

三、脑脊液漏（耳漏、鼻漏）

可能提示脑脊液漏的体征包括：①眼周淤血（熊猫眼征）；②耳后淤血斑（Battle 征）；③面瘫；④听力障碍。脑脊液漏的处理要点包括以下几方面。

（1）将头部稍垫高，取侧卧位，使漏出液体顺位流出。

（2）严禁用棉花堵塞耳、鼻。

（3）立刻使用广谱抗生素。

（4）避免患者抠鼻、剧烈咳嗽。

四、意识丧失

意识丧失的处理包括以下几方面。

（1）若患者呕吐反射、咳嗽反射消失，应立即行气管插管。

（2）完善相应检查（心电图、血气分析、血糖检测、快速酒精检测等），排除非颅脑外伤因素导致的昏迷。

（3）对伴有高热的患者给予物理降温。

（4）当循环血容量减少时，大脑灌注明显降低，进而导致意识水平改变。对于低血压患者，神经学查体可能并不可靠，因其很有可能对任何刺激都没有反应，而当血压正常后可恢复或改善，所以需要快速查明低血压的病因。

（5）应特别关注颈椎的处理，包括以下几方面。

1）颅脑损伤与颈椎损伤关系密切，近55%的脊柱损伤集中在颈椎；约5%的脑损伤患者合并脊柱损伤；25%的脊柱损伤患者也可伴有脑损伤。

2）当患者昏迷或意识不清时，对颈椎损伤的评估极为困难。所以对于昏迷患者，必须假设存在颈椎稳定性降低的情况并加以预处理。

3）单纯的神经系统检查不能除外颈椎损伤，因此有必要早期使用合适的制动设备，以保护患者的颈椎。

4）如果需要暂时取下制动设备，应由专业人员用手稳定患者的头颈部。

五、失血性休克

失血性休克的处理要点包括以下几方面。

（1）单纯的颅脑损伤不会引发休克。颅内出血通常不会引起失血性休克，如果患者头部外伤合并休克，那么就需要寻找休克的原因，而不能只把注意力停留在头部损伤。

（2）头皮血运丰富，头皮撕裂可以引起大量出血，甚至失血性休克、死亡，特别是在院前急救时经过长途转运的患者。对于失血性休克，控制出血和补充足够的循环血量是主要目标。

（3）失血性休克患者出现低血压后可能发生意识改变，但并不一定说明患者有颅内损伤，可能只是由于单纯脑血流灌注不足。

（4）液体复苏和避免低血压是外伤患者早期治疗的两个原则，尤其是对于外伤性脑损伤患者。

（5）液体复苏时，需要注意容量负荷不能过大，不能使用低渗液体。此外，使用含糖液体会导致高血糖，会损害受伤的大脑，建议使用林格溶液或生理盐水。

六、颞叶钩回疝

颞叶钩回疝又称小脑幕裂孔疝，其主要表现为昏迷、同侧瞳孔散大以及对侧肢体无力。

坚韧的小脑幕将颅腔分为幕上和幕下，中脑穿过小脑幕裂孔，动眼神经从小脑幕边缘经过。经小脑幕裂孔疝出的脑组织是颞叶的中间部分，即颞叶钩回。当出现颞叶钩回疝时，动眼神经会受到挤压，引起同侧瞳孔散大、瞳孔对光反射消失。颞叶钩回疝还会引起中脑皮质脊髓束受压，该束的运动纤维在枕骨大孔稍上方水平穿至对侧，因此，在中脑水平该束受压会引起对侧肢体无力。

七、枕骨大孔疝

枕骨大孔疝主要表现为昏迷、呼吸异常。

颅后窝容积小，颅内压升高时延髓和小脑受到挤压，并被推向枕骨大孔，导致延髓生命中枢和上行网状激活系统受累，进而引起呼吸异常（呼吸缓慢、不规律、骤停）、意识障碍、循环障碍，尤以呼吸中枢最先受累，并且进展快，易发生猝死。

八、癫痫发作

癫痫发作的处理要点包括以下几方面。

（1）一般处理原则

1）患者取平卧位，并松解衣领；

2）将患者头部转向一侧，保持呼吸道通畅，防止异物吸入或窒息；

3）用纱布或毛巾等包住压舌板，垫在上下臼齿之间，并用两掌轻托下颌，防止下颌脱臼和舌咬伤；

4）抽搐后若呼吸未能立即恢复，可进行人工呼吸；

5）抽搐后若出现精神症状，应加强防护，防止意外。

（2）通气与吸氧。

（3）开放静脉通道。

（4）缓慢静脉注射药物以控制抽搐。

（5）防治脑水肿。

（6）持续监测生命体征。

（7）若处理 30 分钟后未见缓解，应按难治性癫痫处理，建立人工气道。对于惊厥持续状态，需要全身麻醉以尽快控制急性惊厥，防止因严重惊厥引起继发性脑损伤。

（邓侃　编，李锐　王大捷　校）

第七章
胸部与腹部损伤的诊断及处理

滑雪是一项在寒冷条件下进行的高速运动，稍有不慎，就可能导致严重损伤，同时可累及胸部和腹部，危险性较高。常见的胸部损伤包括肋骨骨折、气胸和开放性损伤（尤以多根多处肋骨骨折、张力性气胸最为严重），需要在现场快速诊断并给予初步治疗。腹部闭合性损伤以肝脾损伤最为常见，开放性损伤可出现空腔脏器（如胃、肠等）损伤。由于开放性损伤（如异物刺伤等）在雪上运动损伤救治实际工作中并不多见，且这类损伤在诊断上不易遗漏，加之院前处理原则与肢体开放性损伤有很多共性，故此处不再赘述。本章将重点介绍滑雪运动相关胸部与腹部闭合性损伤的诊断以及如何实施雪上急救。

第一节 胸部与腹部损伤的临床表现

一、胸部损伤的临床表现

1．疼痛

2．伤口表现　出血；气体进出胸部伤口时的声音。

3．呼吸困难　常见原因包括气管、支气管堵塞，肺挫伤引起肺出血、淤血、水肿，血胸、气胸等。

反常呼吸运动是指吸气时伤处胸壁软化塌陷，呼气时向外鼓出，检查时可触及骨擦感，并有皮下捻发音、握雪感等。常见于多根多处肋骨骨折，是胸部严重损伤的重要体征（图 7.1）。

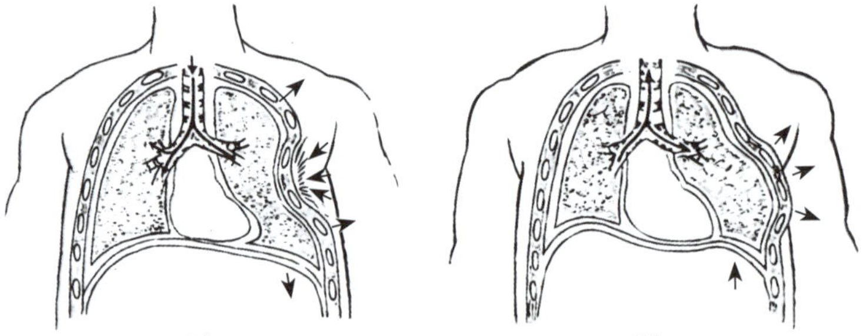

图 7.1　反常呼吸运动

4. 皮下气肿　由肺泡、支气管、气管及食管损伤引起。其中张力性气胸产生皮下气肿及纵隔气肿的范围较广。

5. 休克　常见原因有失血性休克、胸膜肺休克（过度神经反射、血管扩张）和心包填塞。

二、腹部损伤的临床表现

闭合性腹部损伤的严重程度与临床表现可能不一致，有些伤员可能表现出明显的症状，而有些可能只有轻微的不适感。因此，在怀疑闭合性腹部损伤时，应进行全面的体格检查和辅助检查，以获得准确的诊断。

1. 腹痛和不适　伤员可能会出现腹部疼痛或不适感，伴或不伴恶心、呕吐，疼痛程度可以从轻微到剧烈不等。

若脾破裂出血量不多，伤员自觉腹痛较轻微，可伴随以左上腹为中心的压痛、反跳痛和肌紧张，多不严重；若合并有腹壁严重挫伤，局部压痛和肌紧张通常很明显；若合并较大量出血，腹痛会明显加重，并可伴有左肩放射痛，此症状在头低位数分钟后更为明显。

大部分肝破裂伤员亦有腹痛症状，且较脾破裂更为严重，因肝实质破裂可能导致胆管断裂，外溢的胆汁流入腹腔，刺激腹膜导致剧烈疼痛。疼痛的部位一般局限于右上腹，并可伴有右肩放射痛。

胰腺损伤早期，出血和外溢的胰液被胰腺包膜和后腹膜包裹，伤员症状和体征通常较轻微，且不典型。另外，因其他脏器损伤的症状和体征较明显，往往会掩盖胰腺损伤的表现。若伤员出现进行性腹胀，上腹疼痛加剧，并放射至肩背部，同时伴有恶心、呕吐等，需警惕胰腺损伤。

2. 腹腔内出血　表现典型与否取决于出血量及出血速度，若伤后快速、大量失血，伤员可有急性失血、低血容量的表现，如心慌，冷汗，神志淡漠，口唇、面色苍白，脉搏加快、细弱，血压降低、脉压变小，可伴有腹部饱满、膨隆，移动性浊音阳性等体征，严重者可迅速进展为低血容量性休克；若受伤初期出血量少或出血速度慢，上述表现可不典型，造成诊断困难，但随时间推移，又或因转运、搬动过程粗暴，有可能导致破裂伤加重、出血增多或出现迟发性出血。

当伤员有相应的失血症状或失血相关症状在短时间内急剧变化时，需要救援人员高度关注，警惕腹腔实质脏器损伤的可能。

3. 血尿或血便　闭合性腹部损伤可能导致泌尿系统或消化系统损伤，出现血尿或血便。但损伤现场通常无此类发现，需施救者注意动态观察。

第二节　胸部与腹部损伤的现场处理

一、现场查体

（一）胸部损伤现场查体

1. 视诊　有无呼吸困难、口唇发绀、颈静脉怒张，呼吸频率是否加快，双侧呼吸动度是否对称（伤侧胸廓反常活动，局部有无塌陷或隆起）。

2. 触诊　胸廓扩张度是否一致，心尖搏动位置是否移位，气管是否居中，有无骨擦感，有无局部塌陷或隆起，有无皮下气肿及捻发音。

3. 叩诊　叩诊是否呈鼓音，心脏浊音界是否向健侧移位。在雪上因条件限制（温度低、伤员穿着较厚雪服等），往往叩诊检查效果不好，为节约评估时间，一般情况下不做胸部叩诊。

4. 听诊　伤侧有无呼吸音减弱或消失。听诊需要暴露伤员胸部或背部皮肤，在雪道环境下可能增加失温的风险，并且嘈杂的环境不利于听诊的进行，因此在雪上不建议常规进行听诊操作。

（二）腹部损伤现场查体

腹部损伤现场查体包括视诊、触诊、叩诊三项内容（由于雪上环境限制，腹部听诊几乎很少采用），其中触诊在雪上对于腹部损伤的诊断帮助最大。在可能的情况下，对伤员进行腹部体格检查时均应采取平卧、屈髋、屈膝、双手自然置于身体两侧的体位，并按视、触、叩的顺序进行。但在室外寒冷条件下，需要注意伤者的体温保护，若无明显腹部开放性损伤及外出血，视诊和叩诊可在伤员转入医疗站或其他温暖环境下进行。

1. 视诊

（1）皮肤：有无皮肤破损或皮下淤血、瘀斑。若脐周、下腹部皮肤发蓝，常提示腹腔内大出血。

（2）外观：腹部外观可因伤员的体形出现各种表现，平坦、低平及饱满均为正常腹部外观。若前腹壁显著高于肋缘至耻骨联合平面，应警惕腹部大量积液、积气。

（3）呼吸运动：吸气时腹壁上抬，呼气时腹壁下降，称为腹式呼吸运动，当腹内大量腹水时，腹式呼吸减弱或消失。

2. 触诊

（1）腹壁紧张度增加：伤员的腹部肌肉可能会有紧张或抵抗感，这是一种保护性反应，旨在保护腹部内脏。正常腹壁按压时呈柔软、有张力的感觉，当腹腔内有炎性病变、化学或出血刺激时，如肝破裂时胆汁外溢造成腹膜炎，按压腹壁可感到明显紧张、僵硬，这种僵硬感可局限在受伤脏器周围，严重时可蔓延至全腹，造成全腹肌肉紧张，临床上称为板状腹。

（2）压痛和反跳痛

1）压痛：腹部压痛可来源于腹壁或腹腔内病变，伤员可能会表现出不同程度的腹部压痛，特别是在受伤区域或腹腔内脏器的位置。腹壁病变引起的压痛感比较表浅，可通过抓捏腹壁、做仰卧位屈颈抬肩动作使腹壁肌肉紧张，观察压痛是否更加明显，从而与腹腔内病变相鉴别。

2）反跳痛：在出现压痛的部位，用2～3个手指（示指、中指、无名指）压住，停留片刻待疼痛感觉趋于稳定，然后迅速将手上抬，若此时疼痛骤然加重，则判定为阳性，提示腹腔内炎症累及壁腹膜。腹部压痛、反跳痛和腹肌紧张三种体征共存称为腹膜刺激征或腹膜炎三联征。单纯腹壁挫伤可能无反跳痛表现，当肝破裂伴胆管损伤胆汁外溢或者腹腔内大量出血时，可出现明显的腹膜刺激征。

3. 叩诊　通过叩诊可检查大量腹水（内出血）后出现的移动性浊音（积液量大于1000 ml）及液波震颤（积液量达3000～4000 ml）。但此操作复杂，对操作者技能要求较高，需由专业医生操作，且要求查体环境相对安静，急救现场较难实施，为节约评估时间，一般情况下不做腹部叩诊。

二、现场治疗原则

（一）胸部损伤现场治疗原则

1. 保持呼吸道通畅
2. 防治休克，止吐和止痛
3. 维持正常胸廓运动，制止反常呼吸运动
4. 必要时进行气道保护
5. 闭合开放性伤口（注意不能根据伤口大小估计损伤的严重程度）

（二）腹部损伤现场治疗原则

1. 稳定生命体征　伤员宜取平卧位，确保伤员呼吸、循环和意识状态稳定。必要时采取急救措施，如气管插管、静脉输液和心肺复苏等。当伤员已经出现低血容量性休克表现时，可取头低脚高位（15°），同时屈髋、屈膝、垫高腿部，以增加回心血量。

2. 体位及搬运原则　对怀疑或已确认腹部损伤者，应严禁其自主活动，

宜取平卧位。腹部检查时变换体位、手法动作要轻柔，并要顾及有无其他复合伤、多发伤的活动禁忌。搬动过程中动作尽量轻柔，轻抬轻放，避免震动。做好现场医疗行为记录，有可疑情况需提请接手人员关注，最后双方签字确认。

3. 疼痛控制　使用适当的镇痛药物缓解伤员疼痛，同时监测呼吸和意识状态。但镇痛药的使用可能会掩盖腹部损伤的疼痛症状，需慎重使用。

4. 保持空腹　避免伤员进食，以减少腹部内脏刺激和可能引发的进一步损伤。

5. 密切监测　观察伤员的病情变化，包括生命体征、疼痛程度和腹部体征等。

6. 支持治疗　根据伤员需要，进行适当的液体复苏、输血和电解质平衡调整等。

（1）止血：对于开放性损伤，腹壁伤口有活动性出血时需要尽快填塞纱布块或止血海绵、凝血酶，缠绕绷带以加压包扎，禁用影响创面观察的止血药粉，并记录填塞纱布的数量。切勿拔出已贯通进入腹腔内的物体，若外露部分影响转运，必要时可予以截短。

（2）补液：肝脾破裂以腹腔内出血为特征，对血流动力学稳定性影响较大。若判断为急性失血，宜尽早进行液体复苏增加灌注。具体措施为：开放 2 ~ 3 条外周静脉通道，静脉快速滴注平衡盐溶液、林格溶液，15 ~ 30 分钟内视失血情况灌注 1000 ~ 2000 ml，稍后视脉搏血氧饱和度状况适当补充胶体溶液，以减少组织水肿，改善微循环，提高组织氧合。有输血条件的可给予输血。部分病例破裂伤比较轻微，同时伤员凝血机制较好，伤后不久血管断面会被血凝块自行封闭，出血锐减或停止，此类伤员生命体征、血氧水平、神志状态相对比较稳定，在输液时注意不宜过快、过猛，避免短时间内输入大量液体，以免血块脱落导致再次出血。

腹腔闭合性损伤的院前处理流程如图 7.2 所示。

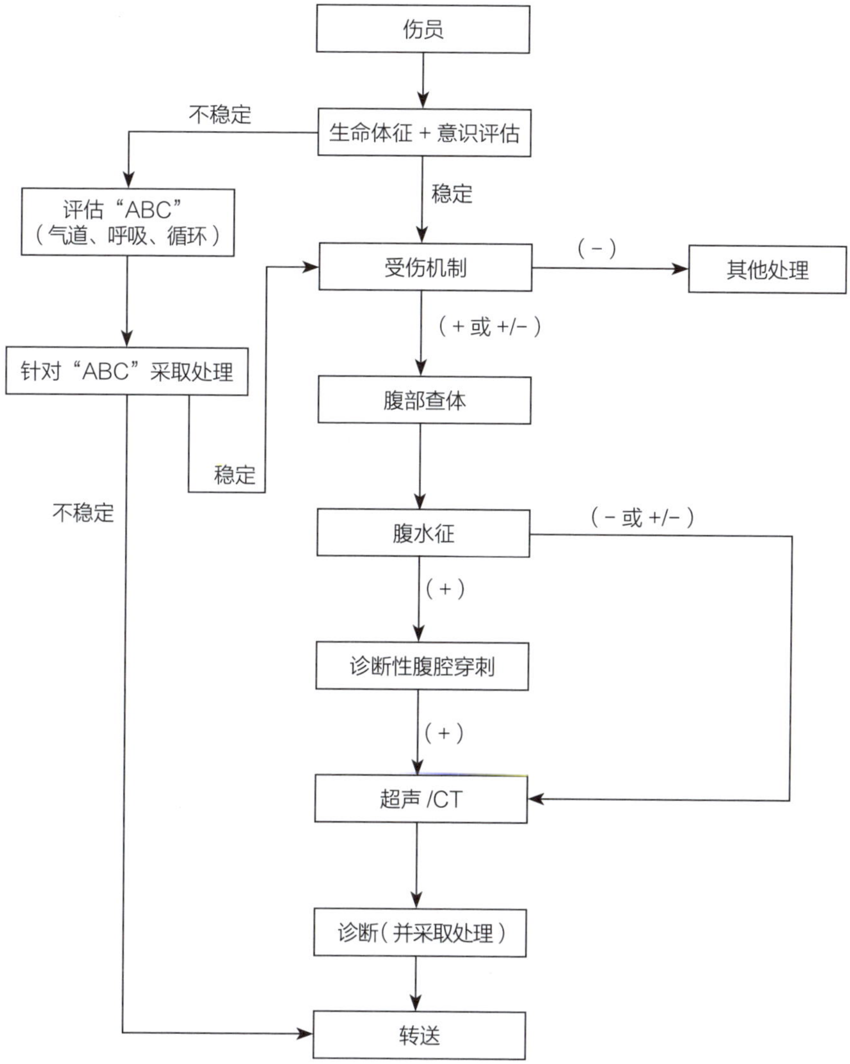

图 7.2　腹腔闭合性损伤院前处理流程图
（“+”为阳性；“－”为阴性；“+/－”为可疑阳性或阴性）

第三节 特殊胸部与腹部损伤的处理

一、开放性损伤

1. 急救原则　使开放性损伤变为闭合性损伤。

2. 处理方法　用纱布填塞或棉垫包扎，胸带或腹带固定。

应注意，转运途中如果伤员呼吸困难加重或有张力性气胸表现，应在伤员呼气时开放密闭敷料，排出高压气体。

二、肋骨骨折

1. 单根及多根肋骨骨折

（1）临床表现：主要是疼痛及呼吸困难。

（2）急救原则：固定，止痛，预防并发症。

（3）处理方法：胸带包扎固定。

2. 多根多处肋骨骨折

（1）临床表现：呼吸困难更明显。

（2）急救原则：及早控制反常呼吸运动，改善呼吸功能。

（3）处理方法：胸带包扎固定。

（4）罕见情况：大面积反常呼吸运动可导致严重低氧血症、呼吸及循环不稳定，可考虑现场开放气道正压通气。

三、张力性气胸

张力性气胸是一种特殊的气胸类型，由于损伤处形成单向活瓣，气体“只进不出”，导致胸腔内气体积聚，压力持续升高，最终危及伤员生命安全。因此，一旦怀疑存在张力性气胸的情况，应积极进行处置，并密切监测生命体征。

1. 临床表现

（1）进行性加重的呼吸困难及休克。

（2）明显缺氧及发绀。

（3）气管明显移位，伤侧间隙（锁骨上窝）饱满，颈静脉怒张，严重皮下气肿。

（4）穿刺时有高压气体冲出。

2. 急救原则　使胸腔内的高压力变为低压力。

3. 处理方法　胸腔穿刺，使用16 G针头在右侧锁骨中线第3肋上缘穿刺，使胸腔内聚集的高压气体排出。另外，胸腔闭式引流是处理血胸、气胸、血气胸等胸部损伤的常用方法，但需要由专业医护人员完成，并且不建议在雪上完成。

（何嘉　编，杨钟玮　王宾　校）

第八章

脊柱与脊髓损伤的处理及固定

高山滑雪具有速度快、难度大的特点，这使其存在高风险性和高损伤率。文献报道，影响运动员参赛和训练超过 1 周的严重损伤占所有运动损伤的 10%～15%，在严重损伤中，脊柱损伤大约占 10%，是仅次于颅脑损伤和腹部损伤的第三常见致伤原因。对于大众滑雪领域，在滑雪所致的严重外伤中，脊柱损伤是仅次于颅脑损伤的第二大致伤原因，且通常合并其他部位及器官损伤，最常见的脊柱损伤为椎体骨折。近年来，滑雪所致的外伤数量总体呈下降趋势，但脊柱损伤发生率却在缓慢上升。在脊柱损伤中，10%～25% 的伤员会伴随不同程度的脊髓神经损伤，其中发生于颈椎者达 40%，发生于胸椎、腰椎者达 15%～20%。50%～60% 的脊柱损伤者合并有脊柱以外的损伤，包括肢体闭合骨折以及可能危及生命的头部、胸部与腹部损伤。对于存在复合伤和合并伤的严重伤员，脊髓损伤风险更高，给评估工作带来了更大困难。一项回顾性研究发现，26% 的脊髓损伤和脊髓功能恶化是由于对伤员早期评估不全面、固定不佳、早期处理不合理和转运过程中操作不当所致。因此，对脊柱和脊髓损伤伤员进行早期有序、全面、精准的评估，采取合理的固定和治疗，并将其安全快速地转运，对于预防神经功能恶化尤为重要。

第一节 脊柱与脊髓的解剖结构

脊柱是由 33 块椎骨组成的骨性管状结构，支撑身体保持直立姿势，并保护脊髓。脊柱分为：颈椎 7 块（C1 ~ C7）、胸椎 12 块（T1 ~ T12）、腰椎 5 块（L1 ~ L5），其余融合成骨盆后面部分（骶骨和尾骨）。每 2 块椎骨之间由椎间盘隔开，起到缓冲的作用（图 8.1）。

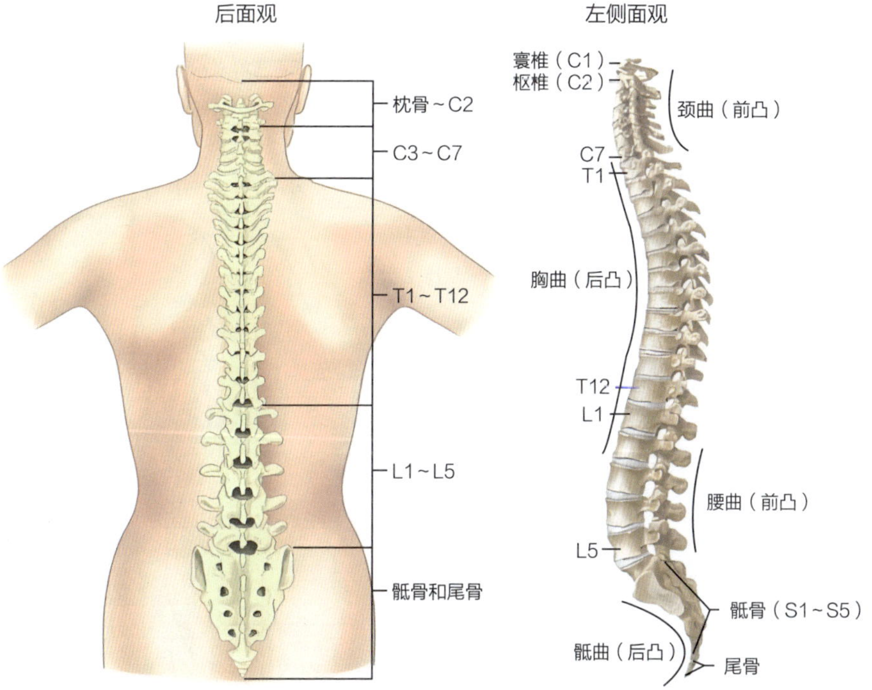

图 8.1　脊柱正侧位示意图

脊髓由脑干延续而下，走行于椎孔连接成的椎管内，成人脊髓向下延伸到 L1 ~ L2 水平（儿童更低）。脊髓在椎管内走行过程中，在各个椎体水平发出一对神经根，从椎间孔穿出，负责对应支配区域的感觉和运动信号传导（图 8.2）。外周感觉神经传入的信号冲动通过脊髓传入大脑，大脑发出的指令信号也通过脊髓到达各个区域的外周神经，并最终引起对应肌肉的运动。同时，脊髓还是自主神经系统的整合中心，自主神经系统协助控制心率、血管张力和皮肤血流量。因此，一旦出现脊髓损伤，感觉、运动功能都可能出现障碍，甚至影响生命体征。

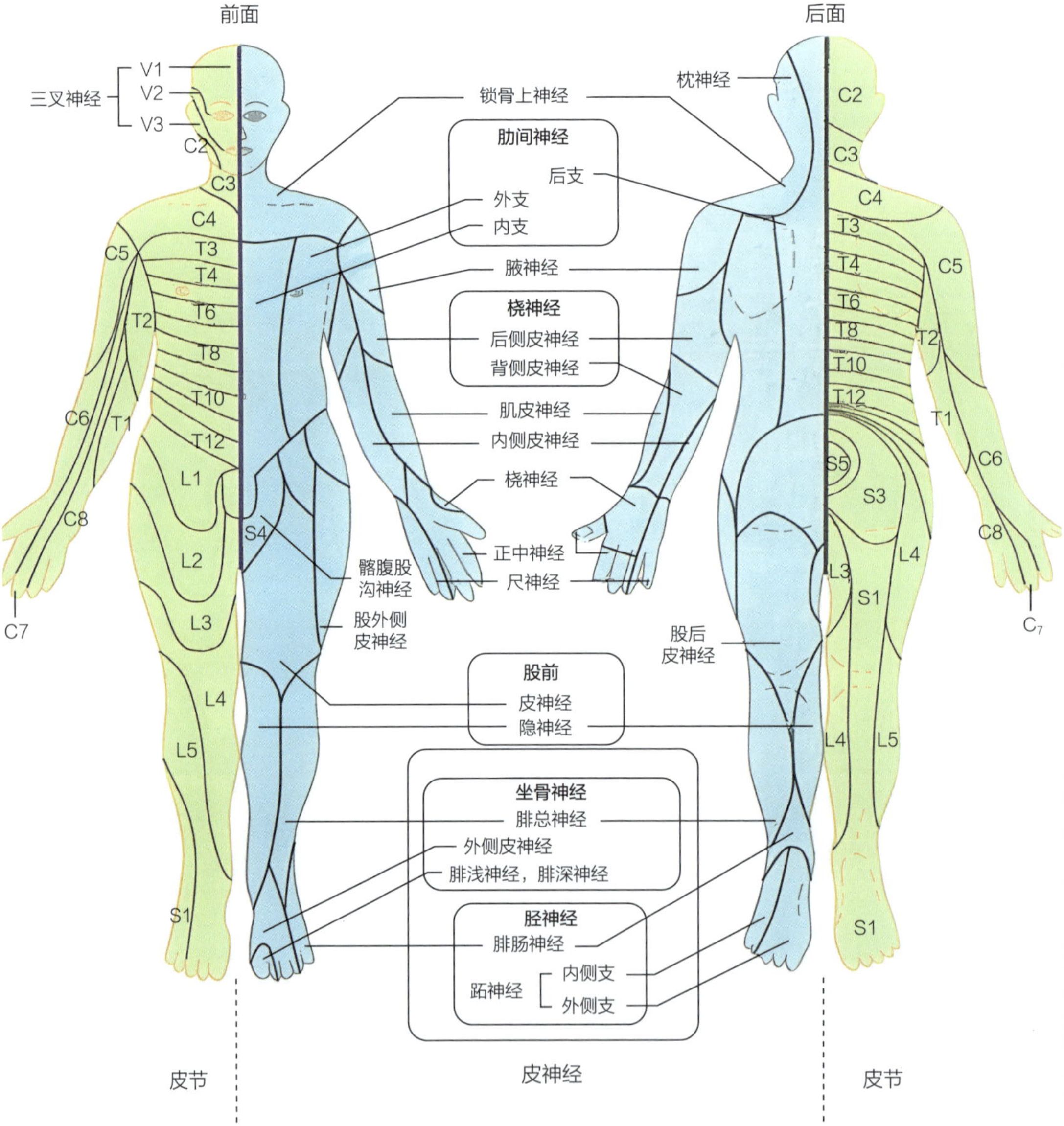

图 8.2　脊髓神经支配区域分布图

第二节　脊柱与脊髓损伤的临床表现

一、脊柱与脊髓损伤的机制

造成脊柱骨折的暴力主要包括屈曲暴力（占全部脊柱骨折的 60%～70%）、旋转暴力、后伸暴力、侧屈暴力、纵向压缩暴力和复合暴力。

脊柱损伤后是否失去稳定性取决于椎骨、椎间盘损伤情况及周围软组织和韧带的完整性，暴力大小及脊柱受累部位是影响脊柱稳定性的决定性因素，暴力越大，累及活动度较大与活动度较小区域的移行处（如 C1～C2、C5～C6、T11～L2、L4～L5），发生脊柱骨折脱位以及神经损伤的风险越大。

脊髓损伤可分为原发性损伤和继发性损伤。原发性损伤发生在创伤时，因脊髓被切割、撕裂、挤压或其血液供应阻断而引起。继发性损伤常发生在创伤后，可由低血压、缺氧、血管损伤、组织肿胀、周围出血压迫脊髓或者不稳定的脊柱活动等原因引起。巡救员应采取正确的救援与处置，尽可能地预防和避免继发性脊髓损伤的发生。

二、脊柱与脊髓损伤的临床表现及体征

1. 脊柱、脊髓损伤的临床表现

（1）外伤史：例如，滑雪过程中摔倒，跳跃过程中非正常双脚落地（如头部或背部、臀部先着地），滑行中或摔倒后与其他人或物体发生撞击等。

（2）临床表现：脊柱损伤部位疼痛，翻身、端坐、站立动作困难，若有神经损伤，则表现为上肢、下肢或四肢同时感觉异常，如皮肤针刺感、烧灼感，痛觉过敏或感觉减退甚至消失，肢体乏力或活动障碍。严重时可出现大小便失禁、意识丧失。美国脊髓损伤协会（American Spinal Injury Association，ASIA）将损伤后神经功能分为 5 级（表 8.1）。

表 8.1　ASIA 神经功能分级

等级	功能状态
A 级（完全性损伤）	骶段（S4～S5）无任何感觉或运动功能保留
B 级（不完全性损伤）	损伤平面以下包括骶段（S4～S5）存在感觉功能，但无运动功能
C 级（不完全性损伤）	损伤平面以下存在运动功能，但大部分关键肌肌力<3 级
D 级（不完全性损伤）	损伤平面以下存在运动功能，大部分关键肌肌力≥3 级
E 级（正常）	感觉和运动功能正常

2. 体征

（1）体位：脊柱可能存在异常体位或强迫体位。

（2）压痛：脊柱损伤部位有明显肿胀和压痛。

（3）畸形：脊柱骨折脱位部位往往可触及后凸或侧凸等畸形。

（4）感觉：出现躯体、会阴部或（和）四肢皮肤感觉减退或痛觉过敏通常提示合并神经损伤。

（5）肌力：通常采用徒手肌力评定分级（manual muscle testing grading，MMT grading）进行评估（表 8.2）。若四肢肌力下降或消失，应高度怀疑神经损伤。

表 8.2　徒手肌力评定分级

级别	标准	相当于正常肌力的百分比
0（零，O）	肌肉无任何收缩	0%
1（微缩，T）	有轻微收缩，但不能带动关节运动	10%
2（差，P）	在减重状态下，能做全范围关节运动	25%
3（尚可，F）	能对抗重力做全范围关节运动，但不能对抗阻力	50%
4（良好，G）	能对抗重力，并对抗部分阻力完成动作	75%
5（正常，N）	能对抗重力，并完全对抗阻力完成动作	100%

第三节　脊柱与脊髓损伤的处理

一、脊柱与脊髓损伤的现场快速评估

1. 视　观察伤员躯体及脊柱有无旋转、成角等异常体位或强迫体位，有无大小便失禁。

2. 问　若伤员意识清醒，可配合回答问题，应简单询问其受伤过程，了解受伤原因，判断受伤机制，以便预测可能出现骨折的位置和并发症。询问伤员有无脊柱区域疼痛及其部位，有无肢体麻木、刺痛、乏力、活动障碍等。

3. 触　通过触摸感知伤员有无脊柱局部肿胀、压痛、畸形或反常活动，检查躯体、鞍区、会阴部及四肢皮肤有无感觉减退或痛觉过敏。

4. 动　主动或被动活动肢体，评估伤员肌肉力量是否下降或消失。

首先到达现场的巡救员应警惕伤员有无脊柱损伤。若伤员存在相关外伤史，并出现特征性临床表现和体征，应高度怀疑脊柱、脊髓损伤；若发现四肢无力、尿失禁或者阴茎勃起，则提示已经出现脊髓损伤。任何意识丧失或障碍的伤员均应默认为脊柱、脊髓损伤。

二、脊柱与脊髓损伤常用临时固定材料

脊柱损伤尤其是颈椎损伤的伤员，虽然无法在现场进行过多治疗，但需要注意在其转运过程中避免损伤进一步加重或造成二次损伤，因此，脊柱固定对于这类伤员具有至关重要的意义，是处理滑雪现场救援的核心所在。以下是几种常用的临时固定装置。

1. 脊柱板和头颈部固定器（图 8.3）

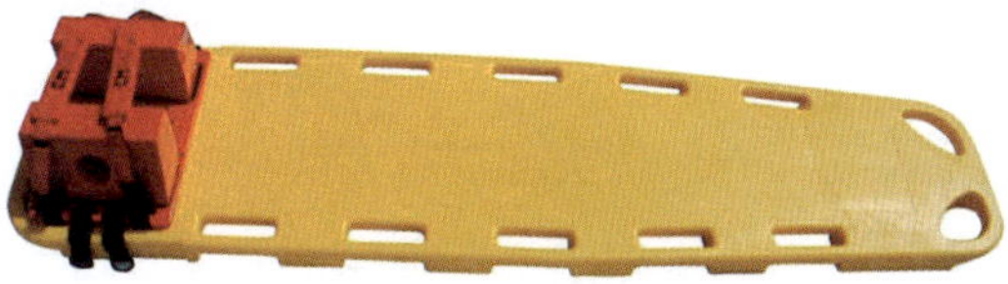

图 8.3　脊柱板和头颈部固定器

2. 颈托（图 8.4）

3. 真空担架（图 8.5）

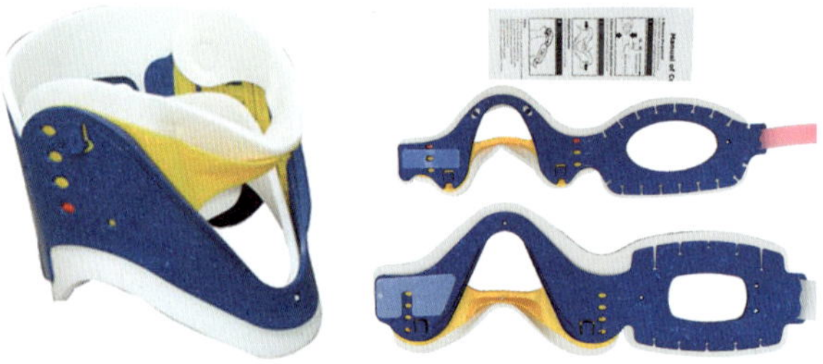

图 8.4　颈托

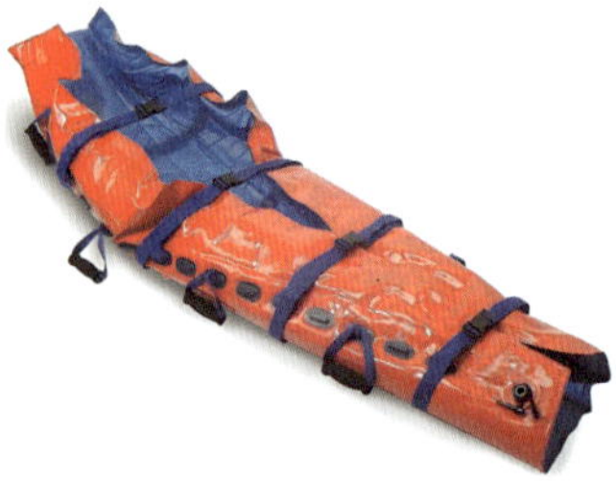

图 8.5　真空担架

三、脊柱与脊髓损伤的现场处理

1. 开始救援前，务必确认环境安全。

2. 迅速评估　判断伤员意识及生命体征，同时决定是否呼叫支援。如果伤员出现呼吸、循环障碍，需要遵循“ABC”原则进行救治。

3. 快速查体　快速检查四肢（手指和足趾）的皮肤感觉和肌力，对颅颈交界处至尾骨尖进行触诊，检查是否存在脊柱区域出血、压痛、肿胀、畸形，初步判断是否存在脊柱骨折、脱位及神经损伤。

4. 如果伤员意识改变或怀疑有颈椎损伤，应先用手法固定头颈部（图 8.6），再由其他队员拆除装备（头盔、眼镜等），佩戴颈托并迅速给予吸氧。需由 3 人及以上合作进行查体，并完成安装颈托、移动至担架、固定和转运等操作。如果使用真空担架，在将担架颈部塑形及抽气前，应在伤员颈椎及头颅两侧放置毛巾或软垫，以便更好地固定头颈部。

颈托是一种承托颈部的装备，其作用是将受伤颈部尽量制动，保护受伤颈椎免受进一步损害。但佩戴颈托并不能完全制动，因此，在运送伤员时仍需格外小心。应注意以下几点。

（1）嘱伤员不要乱动，并保持头部现有姿势。

（2）先用手法固定颈椎，头锁固定，为伤员制动。

（3）将伤员头部置于正中位置（头部与身体轴心呈一条直线）。在转动伤

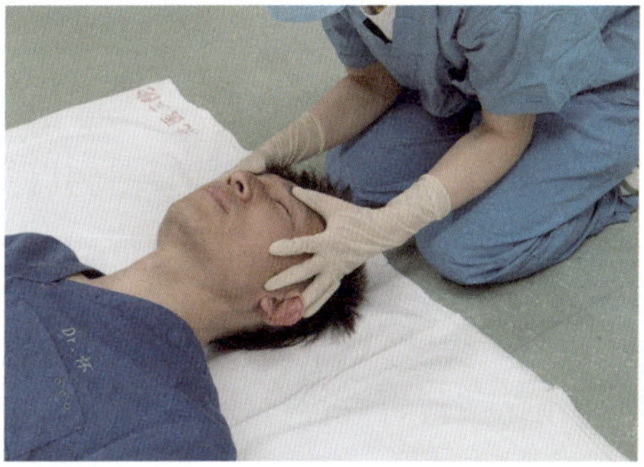
头锁

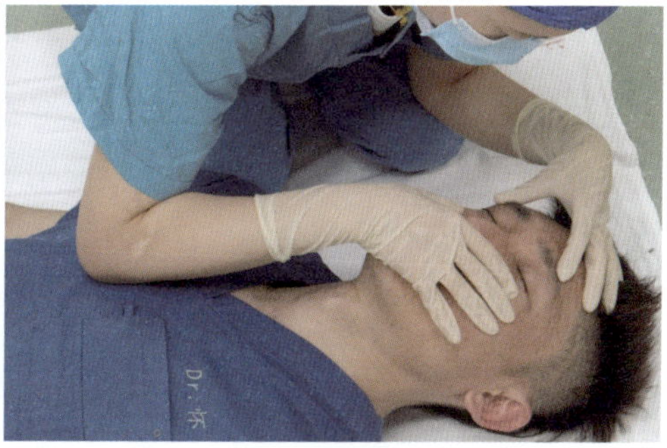
头胸锁

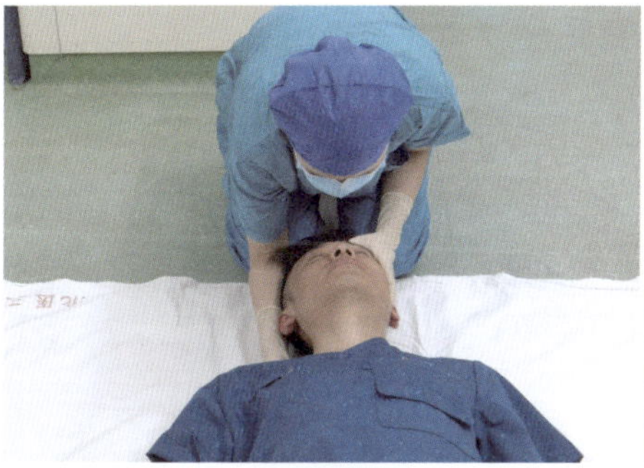
头肩锁

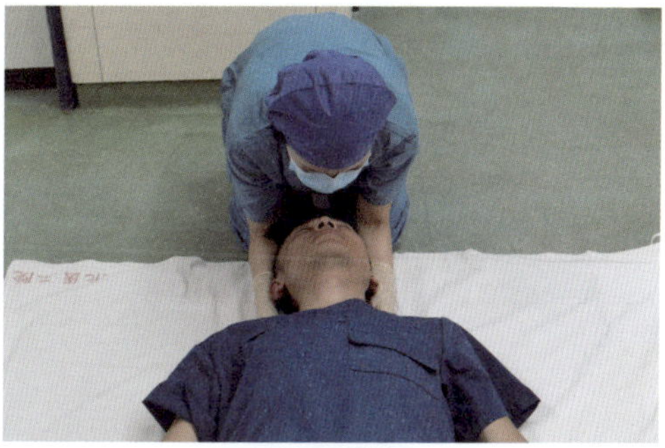
双肩锁

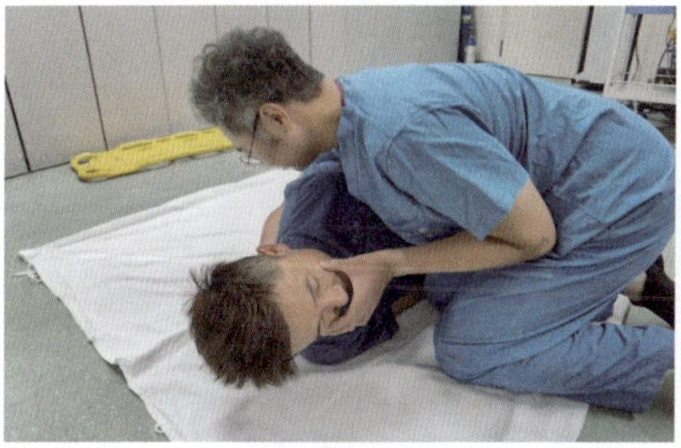
侧位胸背锁

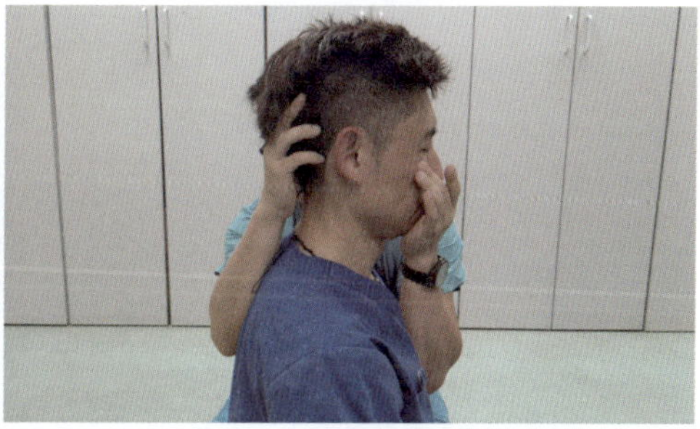
坐位胸背锁

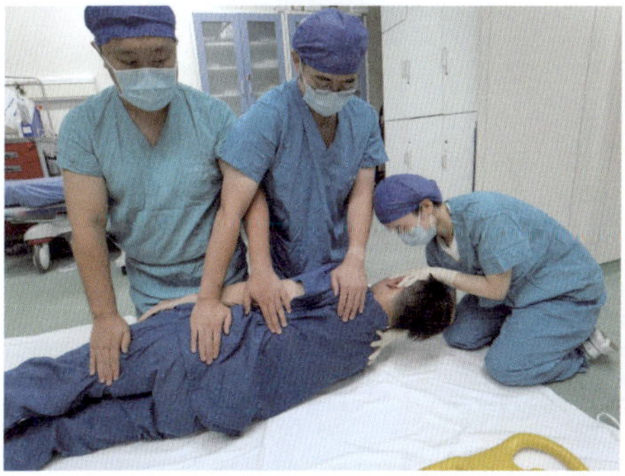
手法固定下翻转患者

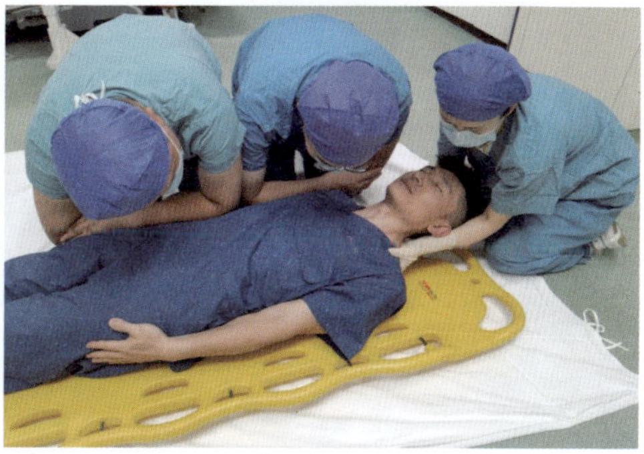
手法固定下平移患者

图 8.6　手法固定头颈部（各种固定手法操作可能存在差异，但原理相同）

员头部时，若伤员感到疼痛，应立即停止转动，不要使用颈托。

（4）先测量伤员肩顶至下巴的距离，再测量颈托。

（5）搬运颈椎损伤患者时，应采用手法制动，维持颈椎中立位且保持其稳定。翻转伤员时应保持颈椎中立位轴转。根据伤员不同体位，选用不同的颈椎稳定手法。

5. 如果伤员存在脊柱开放性损伤，应使用无菌敷料进行包扎、固定。

6. 确认伤员固定牢固后应迅速转运（救援船、直升机等），同时向医疗站或医院报告伤员目前初步诊断、采取的治疗措施及其效果。

脊髓损伤的初步检查评估流程如图 8.7 所示。

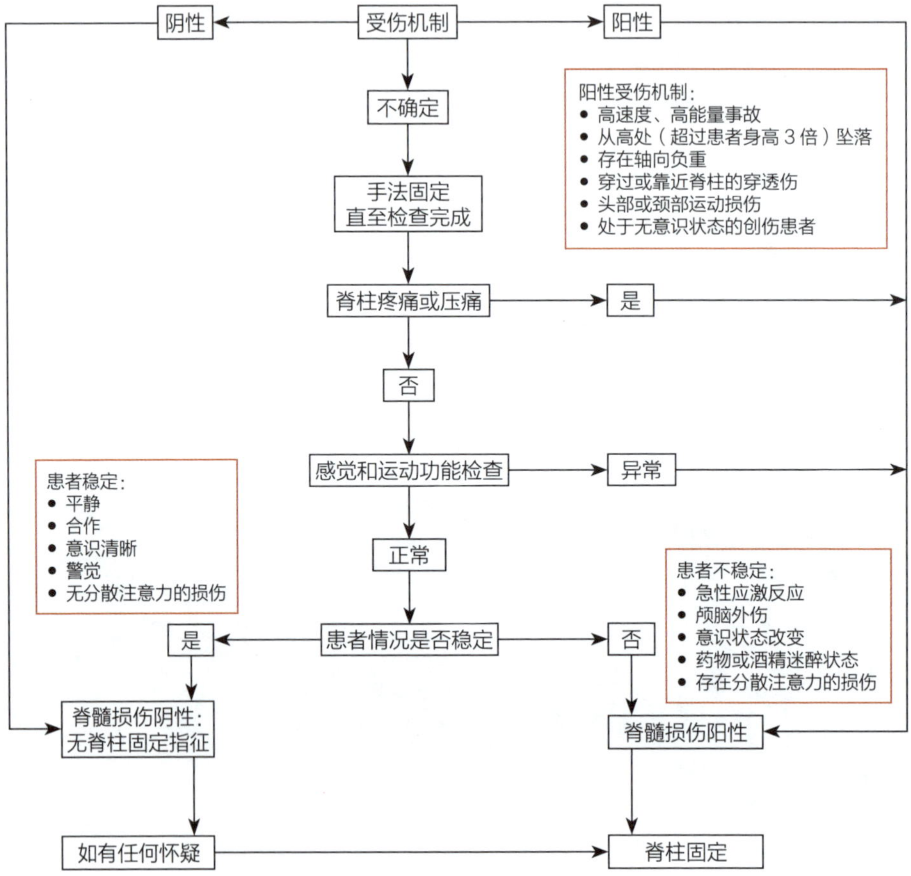

图 8.7　脊髓损伤初步检查评估流程

四、现场处理注意事项

1．任何存在意识改变的伤员都应该被认定为脊柱或脊髓损伤，必须采取有效措施以保护和固定颈椎、胸椎及腰椎。

2．如果伤员意识清楚，对答正确，应该按照伤员主诉有侧重点地进行全面体格检查。必须熟练运用各种头颈胸固定手法和脊柱整体翻转、横向及轴向移动方法。

3．由于伤员可能存在误吸、压疮的风险，应谨慎使用脊柱固定。以下情况不推荐常规进行脊柱固定。

（1）低能量事故，且只受轻伤；

（2）可自行活动，且无身体异常症状；

（3）无脊柱或神经功能受损的贯穿性损伤。

4．摘除头盔时需双人合作，并遵循以下操作规范。

（1）第一位救援者位于伤员头端，手掌分别置于头盔两侧，手指置于下颌部以防止头部移动。双手应位于头盔的外侧。

（2）第二位救援者位于伤员侧方，解开头盔带，一手扶住下颌角，另一手扶住枕颈部，紧贴头盔下缘。由第二位救援者负责保持轴线制动。

（3）第一位救援者逐渐将头盔取下一半，第二位救援者也随之滑动双手，从后颈部紧贴头盔下缘移至枕部，以防止伤员头部后仰。

（4）最后完全取下头盔，固定颈椎。

5．所有钝挫伤患者在接受气道干预（包括球囊面罩通气）时，应暂时撤掉颈托的前面部分，并手法维持轴线稳定。在颈托前部尚未被撤掉时，不应尝试行气管插管，这是因为不取下颈托直接进行插管造成脊柱半脱位的风险相对更大。

6．救援团队必需分工明确，紧密合作，在搬运、固定、转移伤员时，团队成员需听从头侧固定医生的指令，保持动作协调，节奏一致。务必使脊柱始终保持沿躯体长轴的中立位，在脊柱固定、搬运过程中，双耳、双肩、骨盆始终保持在同一个平面。避免脊柱发生扭曲、旋转等，以防加重脊柱及神经损伤。

7. 如果同时存在脊柱及四肢骨折脱位，一般先固定颈椎，然后是骨盆及四肢，最后固定胸椎及腰椎。

8. 通常采用的固定方式是颈椎、胸椎、腰椎固定在一起，如使用真空担架或脊柱板，以保持损伤后脊柱最佳的稳定性。在到达急救站或长途运输过程中，推荐将伤员从脊柱板移至移动病床上，以预防潜在的并发症。

9. 无论现场伤员处于何种体位，搬运或固定时都必须使其脊柱保持中立位。

10. 颈椎或上胸椎脊髓损伤后，伤员可能会出现神经源性休克，可表现为心动过缓、血压下降，如果现场条件允许，必须尽快使用升压药，补充血容量，纠正休克并给予吸氧，以避免脊髓缺血、缺氧，进一步加重损伤。如果没有条件，应尽快转运到医院。

11. 救援团队必须密切配合、协调有序、操作熟练、运转高效。

12. 挽救伤员生命，避免脊柱、脊髓损伤始终是现场救援的核心。快速、高效的评估与处理是现场救援的保证，现场应该避免一切延误救治或转运的讨论和无效操作。

13. 如果颈部有开放性损伤或颈托固定影响呼吸道管理，应先用软垫、毛巾等固定颈部及头部，再将伤员整体固定在真空担架或脊柱板上，而不需要再佩戴颈托。

14. 装备（头盔、护肩等）是否需要拆除取决于该装备对维持呼吸和循环以及头颈部固定有无影响，若伤员无意识丧失、呼吸困难、呕吐、头颅活动性出血等情况，可以不必在现场拆除装备。

（马俊　张涛　何嘉　编，夏天　李其一　校）

第九章

四肢与骨盆损伤的处理及固定

高山滑雪被誉为“冬奥会皇冠上的明珠”，它是通过山体的垂直落差，依靠运动员自身重力驾驭滑雪板，在冰状雪赛道上疾驰而下的极限运动，也是冬奥会项目中对运动员身体素质要求最高的运动项目之一。

高山滑雪技术难度高、赛道长、垂直落差大，参赛运动员滑行速度可达到150 km/h，在极具观赏性的同时也存在巨大的危险性。在历届冬奥会所有比赛项目中，高山滑雪是注册人数最多的一项。

国际上统计显示，每1000例滑雪者平均日受伤例数为0.5～3例。杨渝平等报道崇礼某大型雪场2017—2019年雪季伤员数据，每1000例滑雪者平均日受伤例数为4.46例，主要受伤原因为摔伤和碰撞，少数为扭伤和擦伤，受伤部位好发于头、胸、脊柱和四肢，根据简明损伤评分（abbreviated injury scale，AIS），按严重程度属于中度损伤者占20%～35%，重度损伤者占1%～5%。而专业运动员在比赛中，不同部位损伤的概率可能略有差异。Tarka等总结了1976—2018年高山滑雪比赛的伤员资料，发现最容易出现损伤的部位是膝关节，其次分别为下肢和背部、头部和上肢；其中18岁以下青少年运动员更容易出现脊柱和手部损伤，成年运动员更容易出现前交叉韧带损伤、脑震荡和下肢骨折。因此，确保高山滑雪运动员四肢及骨盆损伤得到迅速、准确的救治尤为重要（图9.1）。

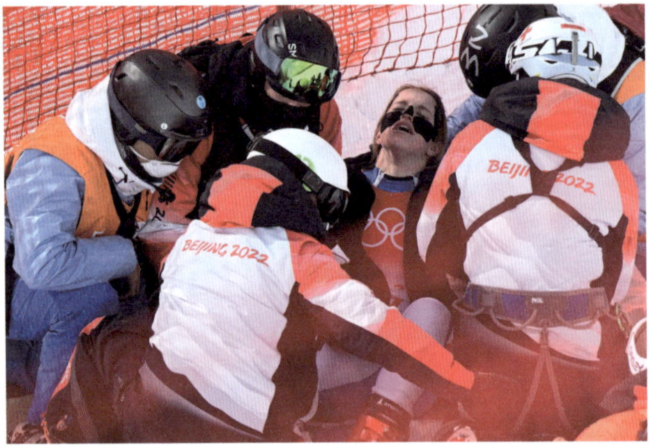

图 9.1　北京冬奥会滑雪比赛现场救治受伤运动员

第一节　四肢与骨盆损伤的临床表现

一、四肢损伤的临床表现及体征

1. 临床表现

（1）疼痛：骨骼连续性中断或关节损伤导致受伤肢体剧烈疼痛，移动时疼痛加剧，伴有局部明显压痛。

（2）肿胀：软组织损伤、骨折或脱位导致组织破裂、出血，在损伤、骨折或脱位处形成血肿，软组织水肿导致肢体肿胀。

（3）功能障碍：疼痛、骨折及关节脱位导致肢体功能障碍，无法对抗肌肉张力及重力，使肢体活动受限。

2. 专有体征（图 9.2）

（1）畸形：骨折端移位及关节脱位导致肢体外观发生改变，主要表现为肢体旋转、成角、短缩畸形。

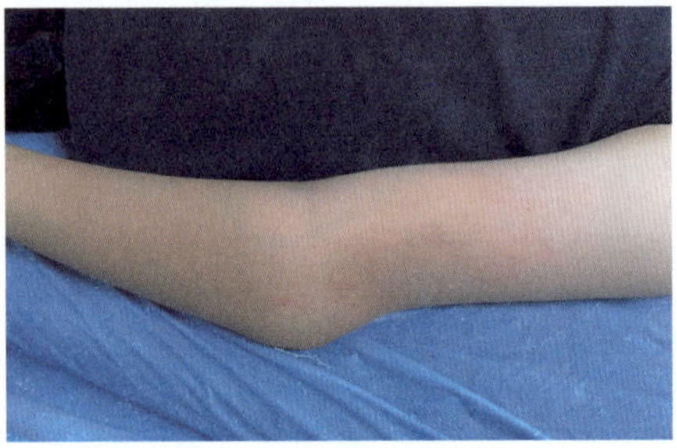

图 9.2　四肢损伤的专有体征

（2）反常活动：肢体活动超出正常活动的范围。

（3）骨擦感或骨擦音：因骨折断端相互摩擦，触诊时通常可出现骨擦感或骨擦音。

（4）关节脱位：表现为关节盂空虚，关节弹性固定。

二、骨盆骨折的特点

骨盆骨折为高能量损伤，会导致大量出血（1000 ml 以上，约为全身血量的 20%），易引起失血性休克，并且可能合并尿道、膀胱、肠道或大血管损伤。查体可发现骨盆挤压分离试验阳性。

第二节　四肢与骨盆损伤的处理

一、四肢与骨盆损伤的现场评估

1. 快速判断有无危及生命的活动性出血

（1）视：观察运动员四肢和躯体，衣物、装备有无新鲜血液；观察运动员滑行轨迹及其所在位置环境有无血迹。

（2）触：从运动员头部至足部对可触及部位进行快速检查，明确有无开放性伤口（皮肤是否破损、手套上有无血迹）。

2. 高级创伤生命支持（advanced trauma life support，ATLS） 优先控制危及生命的大出血，评估气道、呼吸和循环（ABC），不要因四肢的明显损伤而忘记上述最重要的部分。但在控制出血时也不要忽略对气道和呼吸的评估（图 9.3）。

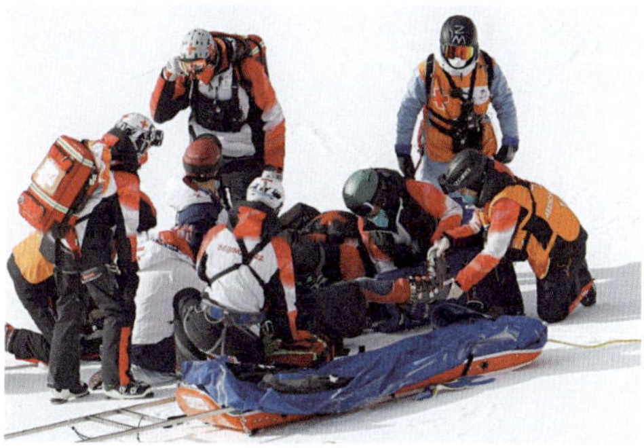

图 9.3　北京冬奥会滑雪比赛现场对受伤运动员进行现场检查评估

3．骨折、脱位的快速检查方法

（1）问：询问伤员受伤过程，了解受伤原因，判断受伤机制，以便预测可能出现的骨折位置和并发症。询问伤员有无疼痛及其部位，有无肢体活动障碍。

（2）视：观察伤员躯体及四肢有无出血，肢体有无旋转、成角、短缩或弹性固定等畸形（图 9.4）。

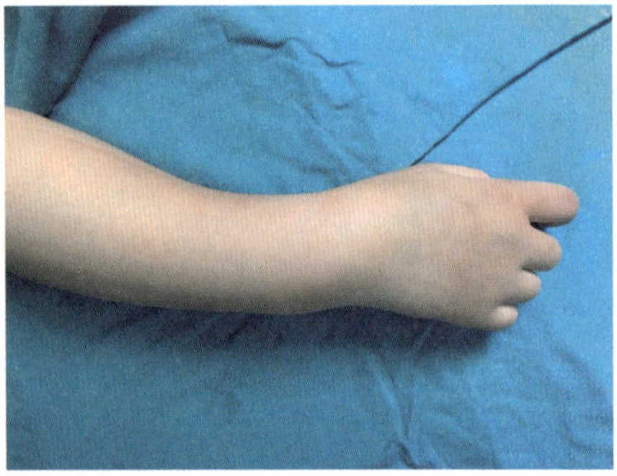

图 9.4　典型的肢体畸形

（3）触：通过触摸感知伤员四肢有无肿胀、疼痛或反常活动，进一步感知出血。通过骨盆挤压分离试验判断是否存在骨盆损伤。

（4）动：主动或被动活动肢体，观察四肢和关节有无活动受限或反常活动。

4．初步评估后及时向指挥中心或医疗站汇报

二、四肢与骨盆损伤常用临时固定材料

1．骨盆固定带（图 9.5）

2．医用夹板（图 9.6）

3．SAM 夹板（图 9.7）

4．真空夹板（图 9.8）

5．三角巾（图 9.9）

6．止血带（图 9.10）

7．真空担架（图 9.11）

8．铲式担架（图 9.12）

9．脊柱板（图 9.13）

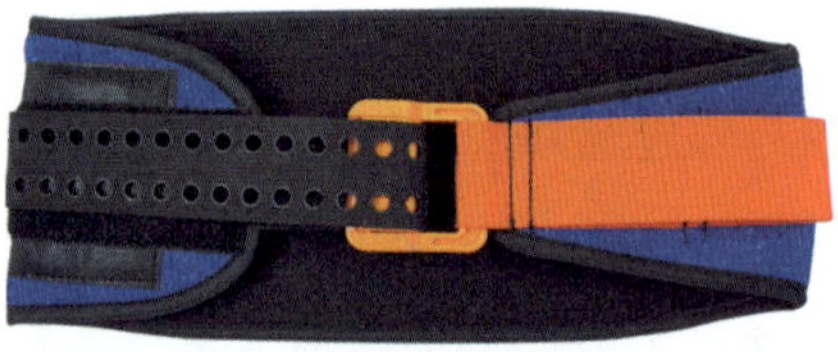

图 9.5　骨盆固定带

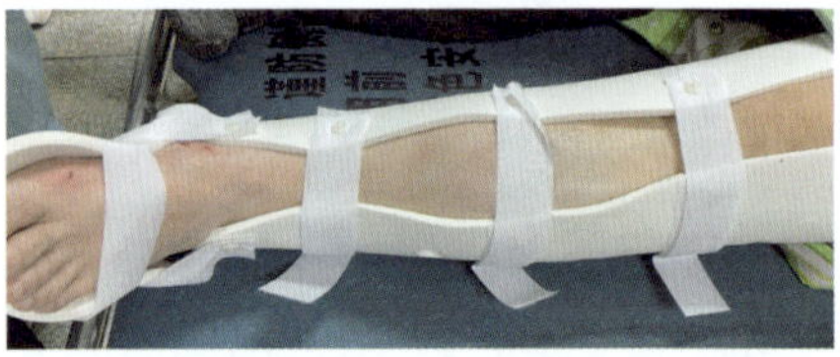

图 9.6　医用夹板

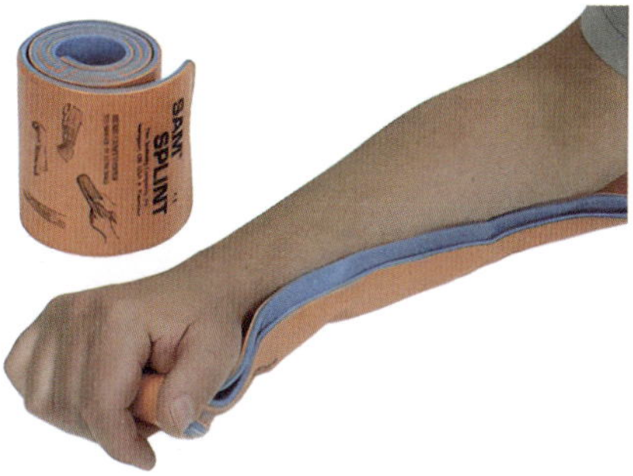

图 9.7　SAM 夹板

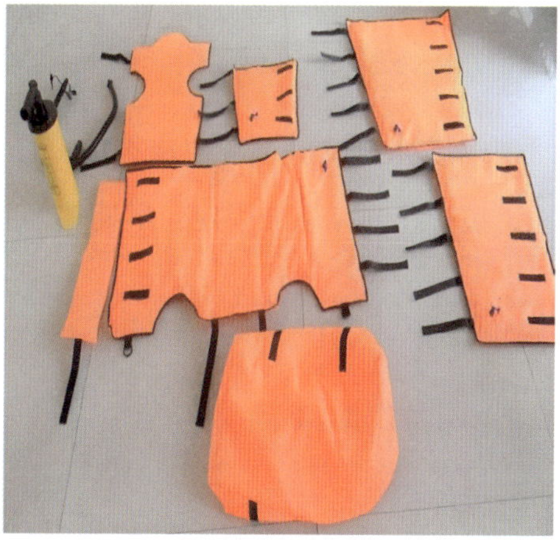

图 9.8　真空夹板

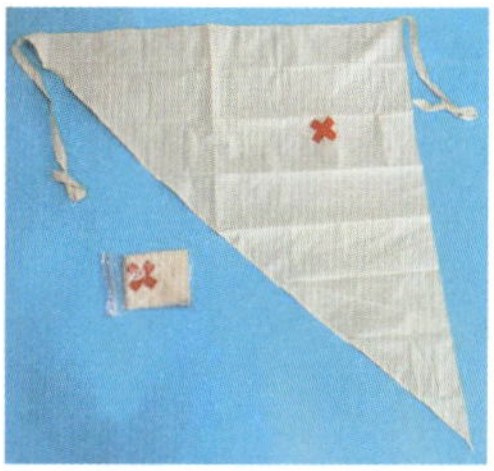

图 9.9　三角巾

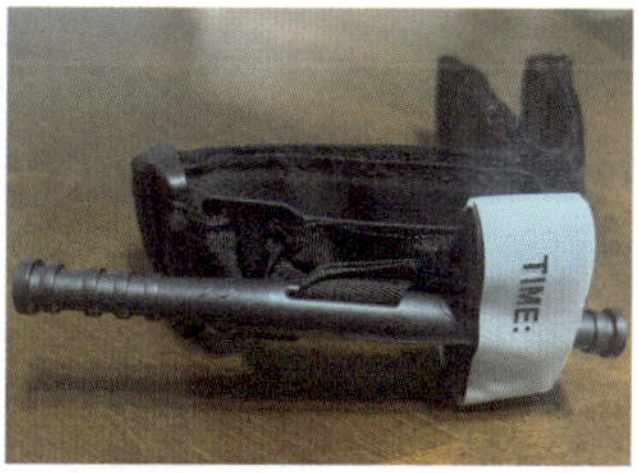

图 9.10　旋压式止血带

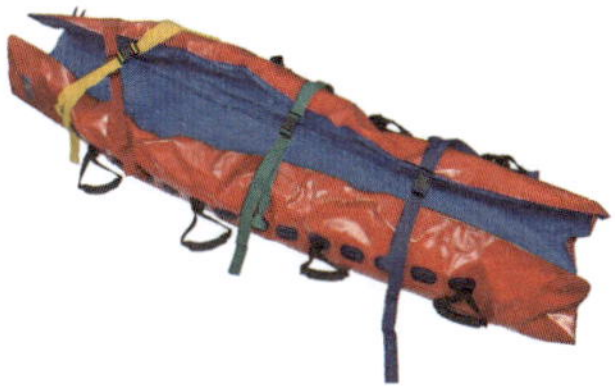

图 9.11　真空担架

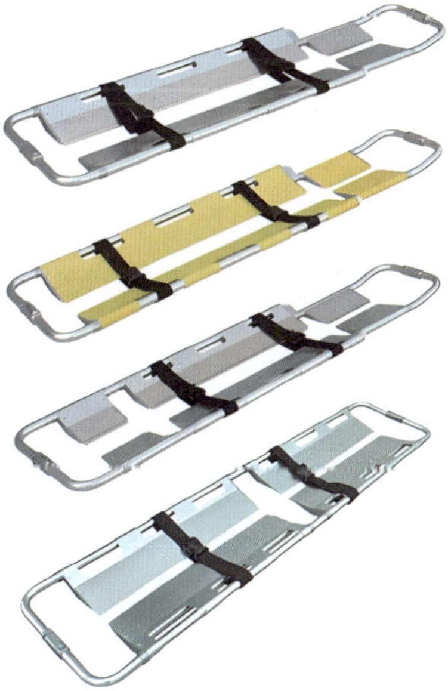

图 9.12　铲式担架

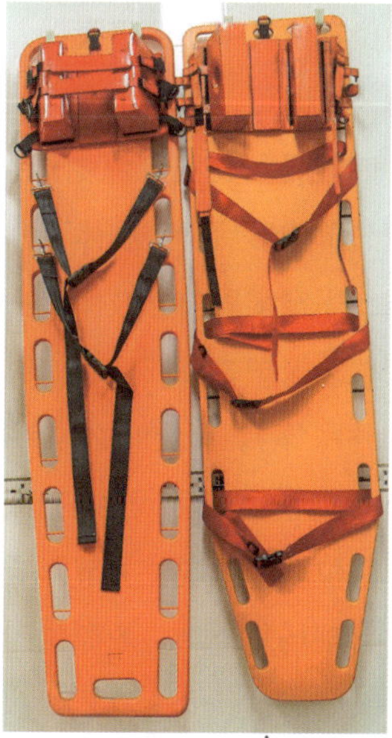

图 9.13　脊柱板

三、现场处理原则

现场处理应遵循“快速查体，迅速评估，呼叫支援，生命优先，有效止血，镇静止痛，患肢固定，早期转运”的原则。

四、现场处理措施

（一）闭合性损伤

1. 急救原则

（1）对于多发伤和生命体征不平稳的伤员，应优先抢救生命并迅速转运，肢体可束缚在长脊柱板上临时固定，或者在转运途中进行固定。

（2）对于病情平稳的四肢骨折和脱位伤员，进行合理固定可以减轻疼痛，减少严重并发症的发生，固定前应先征求伤员同意，方可使用镇痛药控制疼痛。

2. 具体方法

（1）骨盆骨折伤员：镇痛药起效后，将伤员向健侧翻转，将毛毯和骨盆带折叠置于伤员身下，再向另一侧翻转，抽出折叠的毛毯和骨盆带，铺平，调整骨盆带的位置使其中心位于股骨大粗隆水平，给予骨盆带适当压力（骨盆带发出“咔哒”声即可，此时压力为 150 N），之后锁定搭扣（图 9.14）。

（2）四肢骨折伤员：纵向牵引抬高患肢后，使用医用夹板、SAM 夹板或真空夹板简单塑形后置于肢体下方，放下肢体，使夹板贴附后，用自粘粘扣或抽气固定，固定牢固前患肢保持一定力度的纵向牵引有助于减轻伤员疼痛。注意应使用软垫保护骨突部位（如肘关节周围、尺骨茎突、股骨大粗隆、膝关节周围、内外踝等）。固定时必须跨越骨折部位远近关节。对于锁骨骨折或肩关节骨折脱位的伤员，可以用三角巾进行悬吊制动，将上肢损伤固定后置于胸前。除非移位肢体或脱位关节影响固定和转运，固定时不强求将移位肢体和脱位关节进行现场复位，一般原位固定即可（图 9.15）。

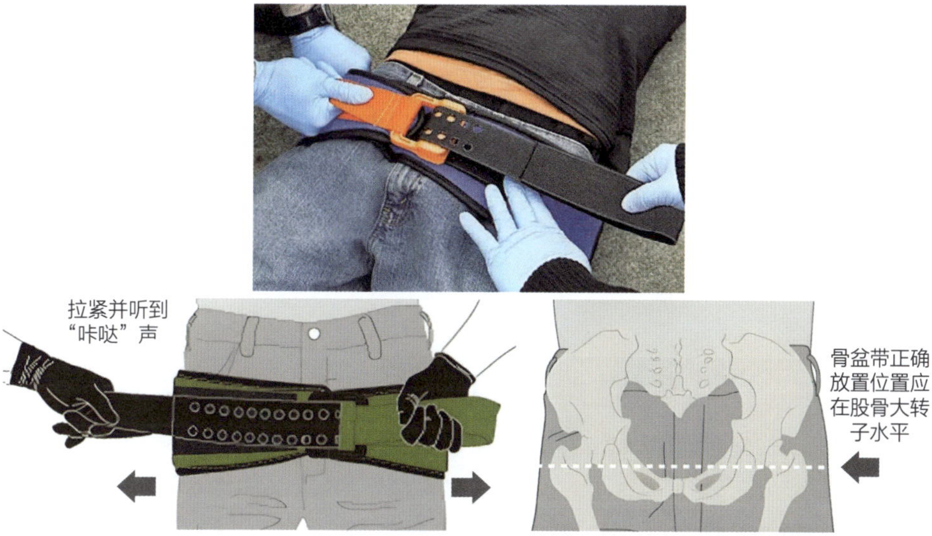

图 9.14　使用骨盆带进行骨盆固定

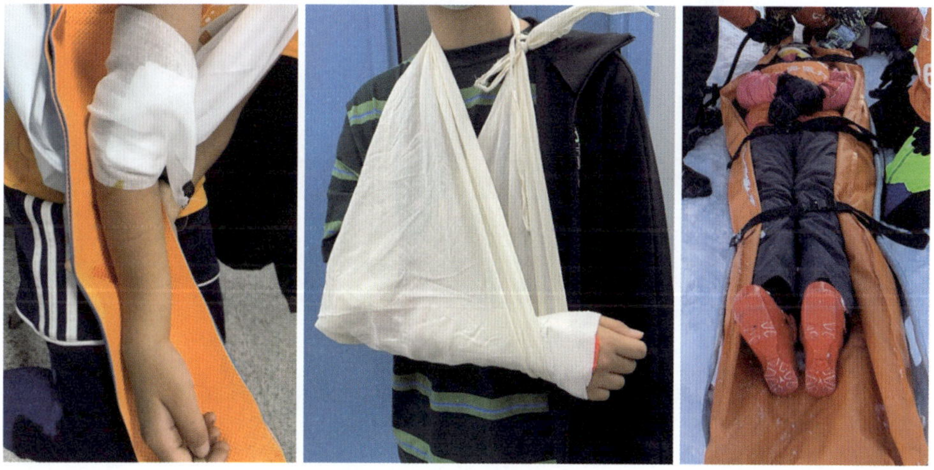

图 9.15　四肢骨折的固定

（二）开放性损伤

1．急救原则　优先止血，敷料包扎，夹板制动。

2．具体方法　如果按照 ITLS（国际创伤生命支持）初步评估有持续性出血，应立即在出血部位直接压迫或加压包扎，如果出血不能有效控制，应毫不犹豫地在出血肢体近端使用止血带，同时在其上注明使用止血带的开始时间。

当出血控制后，伤口用无菌敷料及绷带仔细包扎（详见第五章）。如有可能，应将大的污染物取出，但若为穿刺异物则不建议取出。对于开放性骨折，不要试图将外露的骨折端复位回皮肤内，以免将污染物带入深层组织，对此类伤口用无菌敷料包扎即可。伤口包扎、有效止血后按照闭合性损伤处理，勿将夹板放在开放性伤口同侧（图 9.16）。交接时一定要告知接诊医师伤员为开放性骨折。

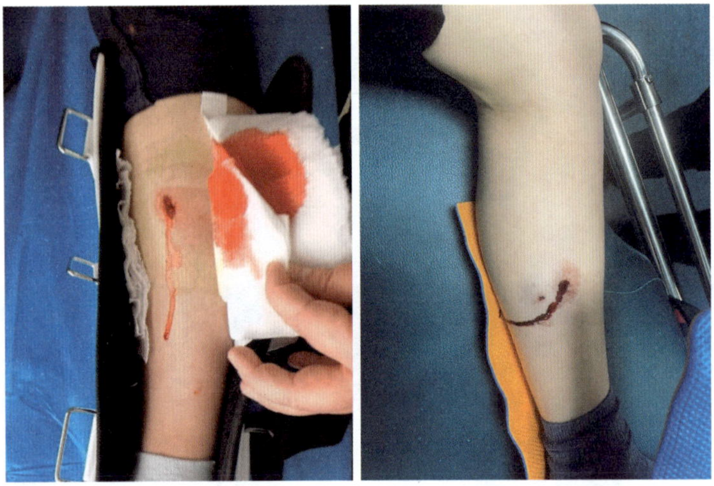

图 9.16　开放性骨折的处理

五、现场处理注意事项

1. 仔细观察伤员滑行及受伤过程，分析受伤机制，判断受伤部位及严重程度。

2. 进入急救现场前，务必评估并确认现场安全。

3. 遵循“生命优先”原则，优先处理影响循环、呼吸的损伤，若伤员有生命危险，不必现场进行肢体固定。

4. 时间是关键，团队是保障。救援团队成员间应密切合作，进行快速、高效、全面的评估及处理，缩短现场操作时间。

5. 伤员受伤后若可以自行活动及行走，不必在现场对其肢体做进一步检查及处理。

6. 应根据主诉进行检查，若伤员肢体在主动活动时出现疼痛、功能障碍，应按照默认损伤进行制动。

7. 镇痛药、镇静药及安慰治疗尤为重要。

8. 骨盆骨折及双侧股骨干骨折亦可导致失血性休克，需重视伤员生命体征。

9. 对于骨盆骨折伤员，应使用铲式担架搬运，若合并脊柱、脊髓损伤，则需要使用真空担架或脊柱板。

10. 当伤员需要翻转时，应该向健侧翻转。

11. 若伤员装备（如四肢护甲、滑雪鞋等）对固定患肢无影响，现场可不必拆除，但滑雪板需要在固定受伤肢体前予以拆除。

第三节 医疗站的处理措施

当伤员到达医疗站后，有更好的条件和设备做进一步伤情检查和处理，此时应注意进行以下操作。

（1）全面评估意识及生命体征，给予支持治疗及止痛。

（2）全面查体，再次评估固定物是否松动、移位。

（3）评估肢体神经、血管损伤情况。检查伤口出血情况及止血带使用时间。

（4）对于严重畸形、关节脱位的伤员，可以尝试牵引下复位，避免长时间压迫神经、血管和皮肤，造成坏死和不可逆的损伤。畸形矫正后，应先予以制动，再送至医院。同时，应记录好复位前后的病情和肢体远端血运情况。

（5）根据病情需要尽快转运。

（张涛　马俊　编，秦迪　荣绍远　校）

第十章 低体温与冻伤

低温暴露及意外低体温所致的全身性损伤甚至死亡在全世界范围内均有发生，常发生在野外和高海拔环境中，包括局部组织损伤（如冻伤、冻疮）和低体温引起的全身性损伤。寒冷引起的局部组织损伤可以是冰冻性的，也可以是非冰冻性的。本章将讲述意外低体温与冻伤的定义和分级、病理生理学、临床表现、评估、诊断、处理以及预后和结局等。

第一节 低体温

一、低体温的定义和分级

人体的体温分为人体内部温度与体表温度，前者也称核心温度，低体温即体温过低，其定义为核心温度低于 35℃。根据核心温度划分的体温过低不同阶段对于临床识别和治疗具有重要意义。

（1）轻度体温过低：核心温度为 32 ~ 35℃；

（2）中度体温过低：核心温度为 28 ~ 32℃；

（3）严重体温过低：核心温度＜28℃。

体表温度可通过体温计测量获得。如果没有体温计，则需通过症状判断体温过低的严重程度。需要注意的是，由于患者对低体温的反应差异较大，所以任何临床分级系统都只能粗略估计严重程度。

（1）轻度：精神状态正常，伴有寒战，估计核心温度为 32～35℃；

（2）中度：精神状态改变，不伴寒战，估计核心温度为 28～32℃；

（3）严重：无意识，估计核心温度为 24～28℃；

（4）危重：假死，核心温度为 13.7～24℃（可进行复苏）；

（5）死亡：由于不可逆转的体温过低而死亡，核心温度为 9～13.7℃或以下（无法复苏）。

可以使用国际山地急救医学委员会（International Commission for Mountain Emergency Medicine）所述的临床分期方案（也称“瑞士系统”，表 10.1）。

表 10.1　体温过低和心搏骤停风险分期（修订后的瑞士系统）

	第一阶段	第二阶段	第三阶段	第四阶段
意识状态（AVPU）和临床表现	警觉（A）	言语反应（V）	疼痛反应（P）或无意识（U）并出现生命体征波动	无意识（U）且无生命体征
心搏骤停	低风险	中风险	高风险	体温过低，心搏骤停

①AVPU：A（警觉，即意识正常），V（对言语有反应），P（对疼痛刺激有反应），U（无意识或意识丧失）。
②无生命体征是指超过 1 分钟无呼吸、无颈动脉或股动脉搏动、血压测不出。
③在修订后的瑞士系统中，A 对应 GCS 为 15 分；V 对应 GCS 为 9～14 分，包括意识淡漠患者；P 和 U 对应 GCS 评分<9 分。虽然寒战不用于决定分期，但通常意味着核心温度>30℃，在此体温下心搏骤停的发生率很低。
④此表中的心搏骤停风险是指单纯由低体温引起，如果同时存在其他影响意识的情况，如窒息、中毒、高原性脑水肿或外伤等，则不能仅仅依靠瑞士系统进行预测，对于意识状态为 A 或 V 但存在血流动力学波动或呼吸不稳定迹象（如心动过缓、呼吸频率过低、低血压）的患者，应谨慎对待，他们可能处于边缘（临界）状态，发展为心搏骤停的风险很高。各阶段间的颜色过渡表示组内患者重叠。

二、病理生理学

1. 人体散热机制　人体可以通过以下四种机制散热。

（1）传导散热：将热量直接传递给相邻的较冷物体。

（2）对流散热：通过气流或水流带走热量。

（3）蒸发散热：通过不显性丢失和汗液蒸发带走热量。

（4）辐射散热：以发射红外线的方式将热量传递给外界。

2. 生理防御机制　当人体遇到寒冷刺激时，会启动一系列生理防御机制以保存热量，包括：①外周血管收缩；②外周血液分流至机体核心部位（内脏器官）；③寒战（不自主肌肉收缩）可使基础代谢率增加 3 ~ 5 倍，如果没有寒战，人体的体温会直线下降。

3. 中枢神经系统受抑制　一旦核心温度下降到 32℃，代谢率、通气功能和心输出量开始下降，寒战的效果也会减弱，直到核心温度持续下降而最终消失。

三、诱发因素

低体温的诱发因素包括：年龄；保温措施不足；缺氧；冷浸泡；酒精和药物；骨折、脊髓损伤；脑血管意外；低血糖；尿毒症；脱水；外周血管疾病；既往冻伤史；认知功能障碍；海拔；居住在温热带；疲劳和嗜睡；吸烟；营养不良；甲状腺功能减退；糖尿病酮症酸中毒等。

四、临床表现

1. 轻度低体温　表现为寒战、运动协调性下降或丧失、动作笨拙、神志混乱、呼吸急促、心动过速、早期过度通气、共济失调、构音障碍、判断力受损、尿量增加。

2. 中度低体温　表现为脉率和心输出量成比例下降、寒战减少、低血压、心动过缓、呼吸减慢、房性心律失常和其他心律失常、中枢神经系统受抑制、反射减退、肾血流量减少、反常脱衣等。

3. 重度低体温　表现为昏迷伴瞳孔散大、呼吸抑制或停止、危及生命的心律失常（心室颤动）和心脏停搏、心动过缓、低血压、肺水肿、少尿、反射消失等。

低体温的症状和体征如表 10.2 所示。

表 10.2 低体温的症状和体征

	核心温度	临床表现
神经系统	34℃ 33℃ 32℃ 29℃ 27℃	失忆、构音障碍、判断力下降 共济失调、醉酒样 寒战停止 意识水平逐渐下降、瞳孔散大 腱反射消失
消化系统	32～35℃	肠梗阻
呼吸系统	<34℃ 28～32℃ 25℃	早期过度通气 呼吸深度及频率逐渐降低 非心源性肺水肿
心血管系统	32～35℃ 30℃ 29℃ 28℃ 24℃	窦性心动过速 心房颤动 血压逐渐下降，脉搏逐渐降低 心室激惹 血压过低
肾、血液、电解质	32～35℃	寒冷可引起利尿，导致血容量减少及血液浓缩 乳酸酸中毒及高血糖

4. 冷浸泡　又称浸泡性体温过低，通常指机体浸入冷水中，导致核心温度低于 35℃所产生的损伤，它曾是第二次世界大战期间海上落水者大量丧生的主要原因。海难后落水导致的低体温称为海水浸泡性低体温症。冷浸泡可分为以下四个阶段。

（1）冷休克（1～2 分钟）：水温<20℃（68℉），可出现通气过度、呼吸急促、不能屏气、心排血量增加、心率加快、血压升高。

（2）冷失能（3～15 分钟）：失去精细和大幅度运动的协调性。

（3）低体温（>30 分钟）：1 小时后意识丧失，2 小时后心脏停搏。

（4）救援性心搏骤停（在现场急救中有 20% 的死亡率）：脱离寒冷环境或复温时外周血管扩张，导致更多血液流向冰冷四肢并降温，先前四肢血管收缩时，血管内的血液温度、pH 值偏低，随着外周血管扩张，这些血液回到血液循环，上述变化可能导致核心体温持续下降、血压骤降、冠状动脉灌注不足和心室颤动，发生救援性心搏骤停。

五、评估

1. 现场评估　对环境现场的评估有助于确定伤员的受伤机制，寻找低体温的线索，即使在相对温暖的环境（10℃），也可能发生低体温。在户外，潮湿衣物、风寒等可使伤员的体温快速下降。

2. 体温测量　低体温患者需要使用特殊的体温计（可测量低体温值）。直肠和食管温度更能准确反映人体核心温度，而口腔和腋下温度值相对并不可靠（表10.3）。

表10.3　体温测量及临床表现

阶段	核心温度	临床表现
轻度低体温	32～35℃	寒战、健忘、判断力下降、血压正常、呼吸加快、心动过速
中度低体温	28～32℃	伴或不伴寒战，可出现意识水平改变、脉率和呼吸进行性下降
重度低体温	<28℃	对疼痛刺激无反应、反射消失，极可能出现心室颤动、心脏停搏

3. 体格检查　不要对冰冷的肢体进行按摩或热敷，以免阻碍寒战反射。按顺序检查头颈部，听诊肺部，检查胸部、心脏、腹部、骨盆及四肢。粗暴处理低温患者可能诱发心律失常，包括心室颤动，因此，应注意避免在救治期间对患者施加额外的压力，如推挤、按摩等。应按照急救“ABCD”原则进行初步评估，还应反复进行神经系统检查并记录。

若发现患者没有脉搏和呼吸，则需立即进行心肺复苏。

六、诊断

存在暴露于寒冷环境且核心温度低于35℃的病史或其他证据。

七、院前处理

1. 脱离冷环境并提供热量

（1）使患者脱离风寒环境，并远离冰冷地面；

（2）去除所有结冰和潮湿衣物；

（3）将患者安置于干燥睡袋中或用干毛毯包裹；

（4）头部保暖，保持平卧位；

（5）如果在高海拔地区，则适当给予氧疗；

（6）应始终有人照看低温患者，如果其精神状态尚可，可给予温暖的液体口服，并允许做适当运动。

2. 心肺复苏　对于没有明显脉搏和呼吸的低体温患者，应开始心肺复苏。对于监护仪上显示规律节律的患者，即使没有可触及的脉搏和其他生命体征，也应检查 1 分钟动脉搏动，若 1 分钟后未发现脉搏，则开始心肺复苏（详见第四章）。

以下情况不建议启动心肺复苏。

（1）浸没在冷水中且在水下时间超过 1 小时；

（2）冰冻的患者（如气道中有冰的患者）；

（3）胸部僵硬、无法按压的患者；

（4）核心温度<15.5℃的患者；

（5）患者存在相关致命损伤；

（6）患者存在死亡征象；

（7）救援人员虚脱或处于危险中。

八、预后

一般情况下，无心搏骤停的患者存活率为 95%。预后较差的因素包括以下几点。

（1）年龄>75 岁；

（2）窒息（溺水、被雪崩掩埋）；

（3）心脏停搏；

（4）肾损伤；

（5）各种原因导致的高钾血症；

（6）血清乳酸升高；

（7）血流动力学不稳定。

第二节 局部冻伤

冷伤是一种由寒冷暴露引起的末梢组织局限性炎性皮肤损伤，最常见于登山爱好者、士兵、寒冷工作者、流浪者以及冬季滞留在户外的人群。皮损好发于手指、手背、面部、耳郭、足趾、足缘、足跟等处，常呈两侧分布。常见损害为局限性、淤血性、暗紫红色、隆起的水肿性红斑，境界不清，边缘呈鲜红色，表面紧张有光泽，质柔软。局部按压可褪色，去压后红色逐渐恢复。严重者可出现水疱，水疱破裂形成糜烂或溃疡，愈合后存留色素沉着或萎缩性瘢痕。痒感明显，遇热后加剧，溃烂后疼痛。

一、定义和分类

冷伤是指暴露于寒冷环境所造成的组织损伤。冷伤可分为非冻结性冷伤和冻结性冷伤两种类型。

1. 非冻结性冷伤　包括战壕足、浸泡足（手）、冻疮等。

（1）战壕足、浸泡足（手）：于 1914 年在第一次世界大战的堑壕战中首次被描述，是指四肢非冻结性冷伤，发生在长期暴露于湿冷（通常为 0 ~ 15℃，即 32 ~ 59℉）和潮湿环境的情况下，因小动脉血管收缩导致供给体表组织的热量损失（图 10.1）。

（2）冻疮：是指长期暴露于潮湿或干燥寒冷环境中的皮肤局部炎症病变，常见于年轻女性。有一种特殊类型的冻疮多发于女性的股部，临床上呈特征性的蓝红色浸润性斑块，对称分布于过度肥胖者的股外侧面，偶可有继发性溃疡，常合并毛囊性角栓。这些损害均与寒冷暴露有关，且在温暖环境中消退（图 10.2）。

2. 冻结性冷伤　简称冻伤，是寒冷诱发的局部感觉异常，通过复温可消退。冻伤是一种缺血性损伤，是细胞内冰晶形成和血管闭塞造成组织缺氧的局部冰冻损伤，可发生在浅表或深部组织，二者往往很难区分，其中累及皮肤表面的浅表损伤是最轻微的一种冻伤形式。

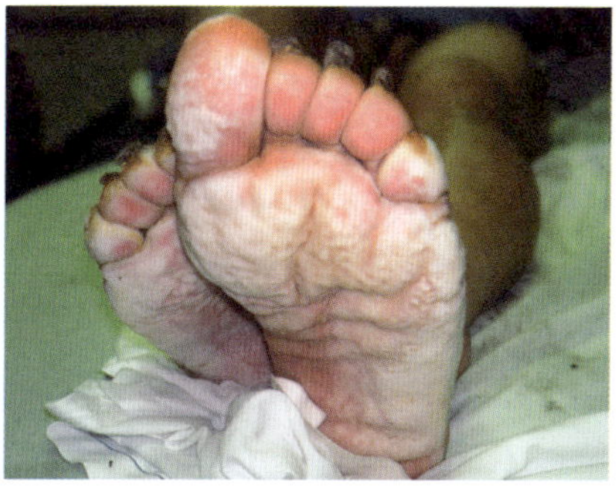

图 10.1 浸没（战壕）足 / 手

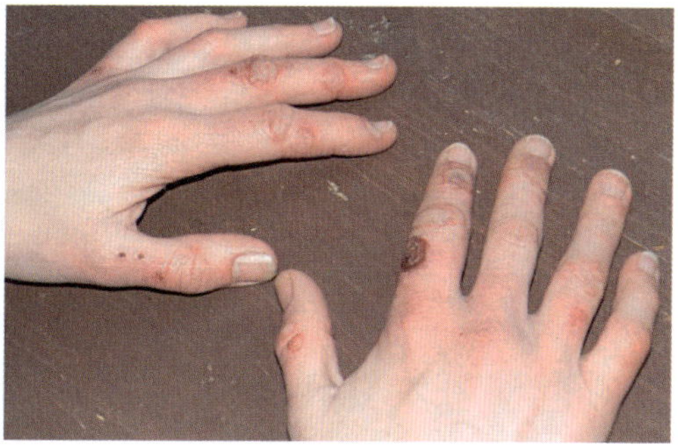

图 10.2 冻疮

二、病理生理学

冻伤的病理生理学改变包括两个方面：一是冷冻所致的直接细胞损伤，二是血管痉挛和小血管血栓形成所致的细胞缺血。直接细胞损伤的原因是冰晶形成及其导致的细胞膜损伤和细胞内代谢紊乱。缺血性细胞损伤发生在血管内皮微循环紊乱之后，还会出现血管收缩、血栓形成和再灌注损伤。冻伤的严重程度与受冻组织解冻后的再灌注程度相关。

三、分级

根据在温水中快速复温后观察到的皮肤病变程度，可将冻伤分为以下四级。

1. 一级冻伤　肢体无发绀，一般没有后遗症，也不用截肢。
2. 二级冻伤　远端指骨发绀，可能留有后遗症，并有截肢风险（图 10.3）。
3. 三级冻伤　近端指骨发绀，预示功能性后遗症和手指截肢（图 10.4）。

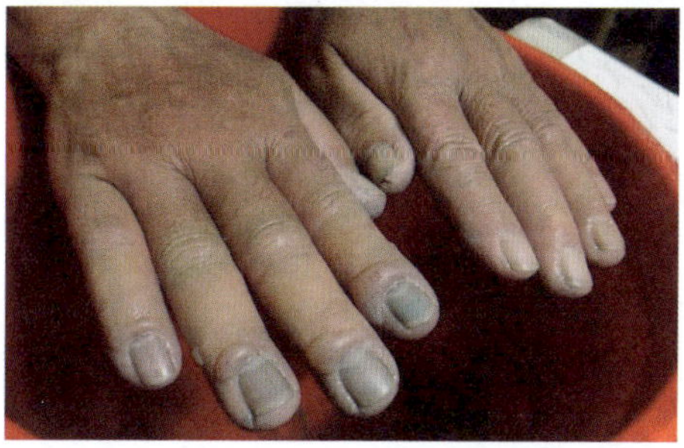

图 10.3 二级冻伤

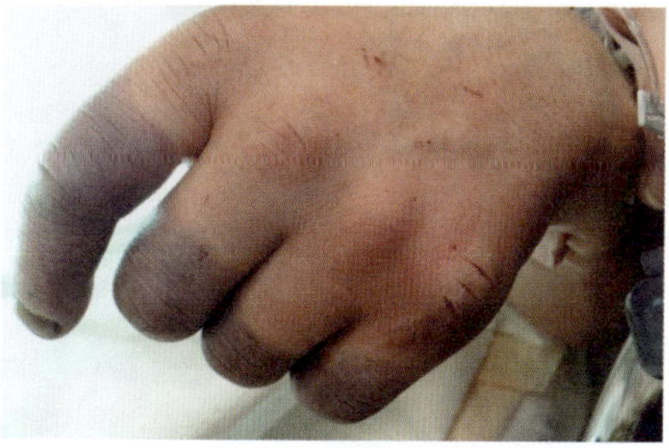

图 10.4 三级冻伤

4. 四级冻伤 腕骨或跗骨发绀，预示肢体骨截肢伴功能性后遗症（图10.5）。

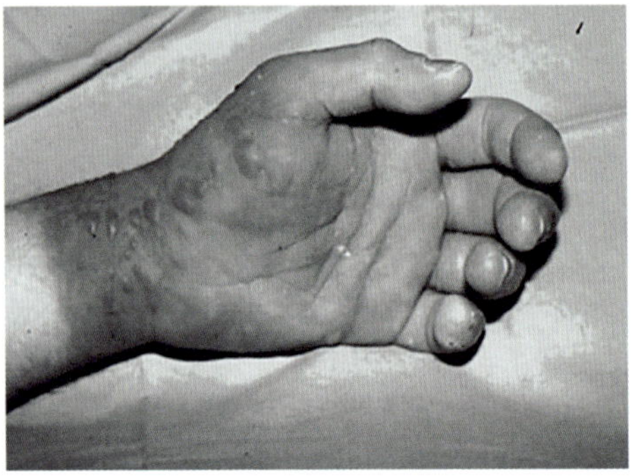

图 10.5 四级冻伤

临床常用的四级分级方案有助于根据临床检查结果提供即时指导，该方案还能进一步简化，分为浅表冻伤（一度和二度）和深度冻伤（三度和四度）。此外还有 Cauchy 分级方案（表 10.4）。

表 10.4 冻伤分级

分级方案	级别			
临床分级方案	一度	二度	三度	四度
冻伤深度	浅表，可能包括不属于冻伤的冷伤	真皮内	全皮层	皮下组织，包括肌腱和骨骼
初步检查结果	感觉减退、红斑和复温后烧灼感	透明水疱，之后坏死皮肤脱落，复温时疼痛	皮肤变成蓝灰色，透明、出血或两种情况均有的水疱，复温时疼痛	皮肤变成蓝灰色，复温时无疼痛
后遗症	无	可能出现持久的冷敏感	全皮层损伤，儿童生长板损伤	全皮层损伤，下方骨骼和深层组织坏死
Cauchy 分级方案	1 级	2 级	3 级	4 级
初始损伤程度	无损伤	远节指骨（趾骨）损伤	中节和近节指骨（趾骨）损伤	腕骨或跗骨区域损伤
次日骨扫描	无须扫描	放射性示踪剂固定不足（hypofixation）	手指（足趾）对放射性示踪剂无摄取	腕骨或跗骨区域对放射性示踪剂无摄取
次日水疱情况	无	透明水疱	出血性水疱	出血性水疱
次日预后	无后遗症	组织离断	手指（足趾）骨离断	肢体骨离断

四、临床表现

最常发生冻伤的部位包括手指、脚趾、脸颊、鼻子、耳朵等长期暴露区域，患者常主诉受累部位疼痛、烧灼样刺痛、肿胀、麻木和运动障碍，解冻后可能出现含有透明或血性液体的大疱（图 10.6）。

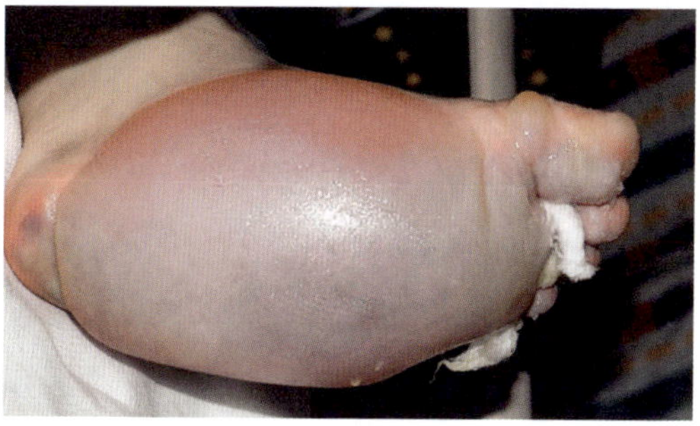

图 10.6　解冻后大疱

五、诊断

存在寒冷暴露、既往冻伤史、血管功能不全、高海拔等危险因素，受累肢体寒冷或麻木，复温期间出现疼痛、皮肤变色等症状时，可做出诊断。需要与系统性红斑狼疮、多形性红斑、干燥综合征、冷球蛋白血症和肢端发绀症等疾病相鉴别。

六、院前处理

院前处理的原则为迅速复温。其前提是没有再次冰冻的风险，解冻、冰冻、再解冻的过程比长时间冰冻的损伤更大，尤其会导致受累部位神经系统损伤。如果条件允许，在 40℃以下的水中浸泡复温是首选方法。重要的治疗原则包括以下几项。

（1）不要弄破水疱；

（2）不要揉擦、按摩组织或涂抹药膏、敷料；

（3）预防破伤风；

（4）抬高患肢；

（5）冻伤局部不要进行清创；

（6）可应用非甾体抗炎药，如口服布洛芬，此类药物能缓解疼痛并降低局部组织受损程度；

（7）在手指和脚趾间放置棉垫进行保护。

七、预后

冻伤的预后取决于最初受伤的严重程度，冻伤患者可能出现永久性外周神经损伤，部分患者可出现持续性感觉异常和过度敏感，反复暴露于寒冷环境中可诱发。有报道指出，冻伤可导致持续性关节炎。截肢患者还可能遭受神经病理性疼痛的困扰，此外还有物质使用障碍（substance use disorder，SUD；特指一种因反复使用精神活性物质如酒精、毒品、处方药等而导致的显著临床损害或精神障碍）、精神障碍或创伤后应激障碍等。总之，预防冻伤远比治疗更重要。

八、预防

冻伤没有较好的治愈方法，因此应重在预防。在开展户外活动前进行相关的教育指导，确保住所温度适宜，穿着合适的衣物以及提供必要的营养补充非常重要，其他预防措施还包括以下几项。

（1）穿宽松的外套，并多穿几层；

（2）选择吸水性较好的内衣；

（3）外衣要透气，使湿气散出并阻止湿气进入；

（4）在极其寒冷的环境中，尽量选择连指手套而非分指手套；

（5）保持衣物干燥、清洁；

（6）保证水分充足，避免脱水；

（7）避免过度消耗能量，避免过度疲劳和出汗；

（8）保证摄入足够的能量，不要喝酒；

（9）结伴而行；

（10）在极高海拔处应注意补充氧气，避免潜在的缺氧。

（付妍　编，王宾　秦卓　校）

主要参考文献

[1] Pfister G. Sport, technology and society: from snow shoes to racing skis[J]. Culture Sport Society, 2001, 4(1): 73-98.

[2] Flørenes TW, Nordsletten L, Heir S, et al. Injuries among World Cup ski and snowboard athletes[J]. Scandinavian Journal of Medicine & Science in Sports, 2012, 22(1): 58-66.

[3] Flørenes TW. Injuries among male and female World Cup alpine skiers[J]. Br J Sports Med, 2009, 43(13): 973-978.

[4] Haaland B, Steenstrup SE, Bere T, et al. Injury rate and injury patterns in FIS World Cup Alpine skiing (2006—2015): have the new ski regulations made an impact?[J]. Br J Sports Med, 2015, 50(1): 32-36.

[5] Engebretsen L, Steffen K, Alonso JM, et al. Sports injuries and illnesses during the Winter Olympic Games 2010[J]. Br J Sports Med, 2010, 44(11): 772-780.

[6] Soligard T, Steffen K, Palmer-Green D, et al. Sports injuries and illnesses in the Sochi 2014 Olympic Winter Games[J]. Br J Sports Med, 2015, 49(7): 441-447.

[7] Palmer D, Grant ME, Lee SY, et al. Sports injury and illness incidence in the PyeongChang 2018 Olympic Winter Games: a prospective study of 2914 athletes from 92 countries[J]. Br J Sports Med, 2019, 53(17): 1085-1092.

[8] Watanabe K, Akama T, Asakawa S, et al. Medical services at the 2017 Sapporo Asian winter games: injury and illness epidemiology at a 34-nation multisport event[J]. Br J Sports Med, 2019, 53(1): 32-36.

[9] Gilgien M, Sporri J, Kroll J, et al. Mechanics of turning and jumping and skier speed are associated with injury risk in men's World Cup alpine skiing: a comparison between the competition disciplines[J]. Br J Sports Med, 2014, 48(9): 742-747.

[10] Davey A, Endres NK, Johnson RJ, et al. Alpine skiing injuries[J]. Sports Health A

Multid-isciplinary Approach, 2019, 11(1): 18-26.

[11] Tarka MC, Davey A, Lonza GC, et al. Alpine ski racing injuries[J]. Sports Health: A Multid-isciplinary Approach, 2019, 11(3): 265-271.

[12] Anderson NL, Horan MP, Dornan GJ, et al. Injury patterns in the high-risk sport of elite youth alpine ski racing[J]. Orthopaedic Journal of Sports Medicine View All Publication Partners, 2019, 7(5): 2325967119S0042.

[13] Ackery A, Hagel BE, Provvidenza C, et al. An international review of head and spinal cord injuries in alpine skiing and snowboarding[J]. Inj Prev, 2007, 13(6): 368-375.

[14] Steenstrup SE, Bere T, Bahr R. Head injuries among FIS World Cup alpine and freestyle skiers and snowboarders: a 7-year cohort study[J]. Br J Sports Med, 2014, 48(1):41-45.

[15] Shute J. FIS Concussion guidelines[R/OL]. (2017-12-19). https://assets.fis-ski.com/f/252177/585104a95a/concussionguidelines_13122017correctcrtlink_neutral.pdf.

[16] Shute J. FIS Medical guide[R/OL]. (2020-02-24). https://assets.fis-ski.com/f/252177/042669494d/fis-medical-guide-2013_revised-2020-3.pdf.

[17] Lereim I. Initial treatment of severely injured athles[R/OL]. (2016-10-01). https://assets.fis-ski.com/f/252177/0551d9d8f1/pre-hospitaltreatmentaug2016_english.pdf.

[18] Echemendia RJ, Brett BL, Broglio S, et al. Introducing the Sport Concussion Assessment Tool 6 (SCAT6)[J]. British Journal of Sports Medicine, 2023, 51(11): 619-621, 622-631.

[19] Davis GA, Echemendia RJ, Ahmed OH et al. Introducing the Child Sport Concussion Assessment Tool 6 (Child SCAT6)[J]. British Journal of Sports Medicine, 2023, 57(11): 632-635.

[20] Patricios J, Schneider GM, van Ierssel J, et al. Sport Concussion Office Assessment Tool-6[J]. British Journal of Sports Medicine, 2023, 57(11): 651-667.

[21] Lischke V, Kessler S, Kessler P, et al. Advanced airway management by anesthesiologists during the FIS Alpine Ski World Championship 2011 in Germany[J]. British Journal of Anaesthesia, 2012, 108: 438-439.

[22] Peng B, Tian X, Zhongwei Y, et al. An exploration and technical notes for advanced airway management on the ski slope: a simulation experiment[J]. Emergency Medicine

International, 2021: 9241891.

[23] 白鹏，怀伟，夏天，等. 气管插管和喉罩在手术室与滑雪场雪道建立人工气道时间的比较 [J]. 北京大学学报（医学版），2022，54（1）：166-169.

[24] 中国医药教育协会急诊专业委员会，航空医学救援急诊专家共识组，中国空中急救医院联盟. 航空医学救援安全管理专家共识 [J]. 中华急诊医学杂志，2019，28（8）：944-948.

[25] 白鹏，周方. 高山滑雪比赛损伤风险和现场医疗救援 [J]. 中国运动医学杂志，2020，39（10）：830-832.

[26] International Liaison Committee on Resuscitation. International consensus on cardiopulmonary resuscitation and emergency cardiovascular care science with treatment recommendations[J]. Resuscitation, 2005, 67(2-3): 293-303.

[27] Wyckoff MH, Greif R, Morley PT, et al. 2022 International consensus on cardiopulmonary resuscitation and emergency cardiovascular care science with treatment recommendations: summary from the basic life support; advanced life support; pediatric life support; neonatal life support; education, implementation, and teams; and first aid task forces[J]. Resuscitation, 2022, 181(Suppl C): 208-288.

[28] Davidson T. Alpine skiing injuries. A nine-year study[J]. Western Journal of Medicine, 1996, 164(4): 310.

[29] Natri A, Beynnon BD, Ettlinger CF, et al. Alpine ski bindings and injuries[J]. Sports Med, 1999, 28(1): 35-48.

[30] 杨渝平，马骁，陈拿云，等. 中国崇礼某大型雪场大众滑雪者损伤情况分析 [J]. 北京大学学报（医学版），2021，53（2）：273-278.

[31] Paul B. McBeth. Alpine ski and snowboarding traumatic injuries：incidence, injury patterns, and risk factors for 10 years[J]. The American Journal of Surgery, 2009, 197: 560-564.

[32] 程伟，张玉琴，肖鸿鹄，等. 滑雪运动损伤急诊患者的调查分析 [J]. 中国医刊，2022，57（1）：106-108.

[33] Tarka MC, Davey A, Lonza GC, et al. Alpine ski racing injuries[J]. Sports Health: A Multidisciplinary Approach, 2019, 11(3): 265-271.

[34] John E Campbell, Roy L Alson. 国际创伤生命支持教程 [M]. 国际创伤生命支持中国分部，译. 北京：科学出版社，2018.

[35] 陈孝平，汪建平，赵继宗．外科学 [M]．9 版．北京：人民卫生出版社，611-615.

[36] 布林斯．高级灾难医学救援手册 [M]．张茂，干建新，译．杭州：浙江大学出版社，2017.

[37] Ken Zafren. Accidental hypothermia in adults: management[EB/OL]. (2025-01-02). https://www.uptodate.cn/contents/zh-Hans/accidental-hypothermia-in-adults-management?csi=e8a59a94-9812-4f15-830a-0770cfc37bda&source=contentShare.

[38] Ken Zafren. Frostbite: acute care and prevention[EB/OL]. (2024-07-01). https://www.uptodate.cn/contents/zh-Hans/frostbite-acute-care-and-prevention?csi=f8ad3bf2-fca8-43ca-a76d-8e515298eb8e&source=contentShare.

[39] Ken Zafren. Accidental hypothermia in adults: clinical manifestations and evaluation[EB/OL]. (2025-03-14). https://www.uptodate.cn/contents/accidental-hypothermia-in-adults-clinical-manifestations-and-evaluation.

[40] 张阳德．外科学总论 [M]．北京：人民卫生出版社，2007.

[41] Sheridan RL，Goverman JM, Walker TG. Diagnosis and treatment of frostbite[J]. The New England Journal of Medicine, 2022, 386(23): 2213-2220.

[42] Swienton RE, Subbarao I．灾难急救基础生命支持课程 [M]．潘曙明，唐红梅，译．上海：上海科学技术出版社，2016.

[43] McIntosh SE, Freer L, Grissom CK, et al. Wilderness Medical Society clinical practice guidelines for the prevention and treatment of frostbite: 2019 update[J]. Wilderness & Environ Med, 2019, 30(4): S19-S32.

[44] Canale ST, Beaty JH. 坎贝尔骨科手术学：第 12 版 [M]．王岩，译．北京：人民军医出版社，2013：1441-1443.

[45] 陈仲强，刘忠军，党耕町．脊柱外科学 [M]．北京：人民卫生出版社，2013：446-448.

[46] 中国医师协会创伤外科分会，国家创伤医学中心，北京医师协会院前急救分会．冬季运动严重创伤航空医学救援与转运专家共识 [J]．中国急救复苏与灾害医学杂志，2021，16（12）：1333-1337.

[47] 中国雪上运动创伤救治流程专家共识制订工作组，中国医师协会运动医学医师分会．雪上运动创伤救治流程专家共识 [J]．科学通报，2023，68（18）：2388-2400.